常见损容性皮肤病的中西医诊疗

CHANGJIAN SUNRONGXING PIFUBING DE
ZHONGXIYI ZHENLIAO

贾丽梅　主编

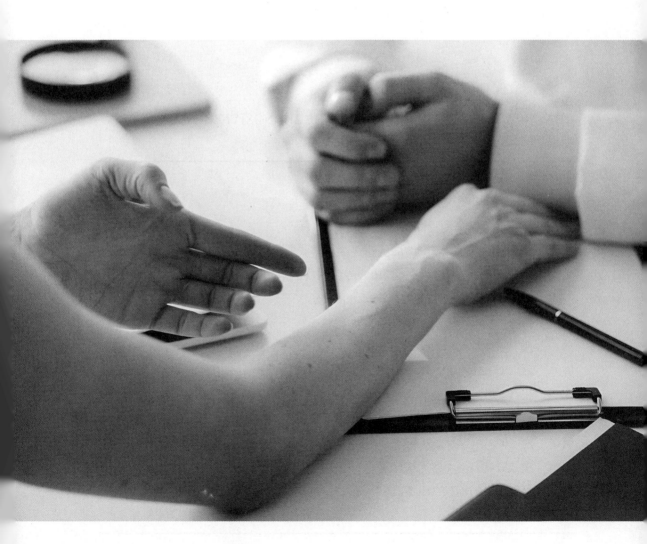

黑龙江科学技术出版社
HEILONGJIANG SCIENCE AND TECHNOLOGY PRESS

图书在版编目（CIP）数据

常见损容性皮肤病的中西医诊疗 / 贾丽梅主编 . ――
哈尔滨 : 黑龙江科学技术出版社 , 2024.5
ISBN 978-7-5719-2402-7

I.①常… II.①贾… III.①皮肤病－中西医结合－
诊疗 IV.①R751

中国国家版本馆 CIP 数据核字 (2024) 第 098861 号

常见损容性皮肤病的中西医诊疗

CHANGJIAN SUNRONGXING PIFUBING DE ZHONGXIYI ZHENLIAO

贾丽梅　主编

责任编辑 王　姝
封面设计 迟丽萍
出　　版 黑龙江科学技术出版社
　　　　　 地址：哈尔滨市南岗区建设街 41 号 邮编：150001
　　　　　 电话：（0451）53642106 传真：（0451）53642143
　　　　　 网址：www.lkcbs.cn　www.lkpub.cn
发　　行 全国新华书店
印　　刷 哈尔滨午阳印刷有限公司
开　　本 787 mm×1092 mm　1/16
印　　张 13.75
字　　数 360 千字
版　　次 2024 年 5 月第 1 版
印　　次 2024 年 5 月第 1 次印刷
书　　号 ISBN 978-7-5719-2402-7
定　　价 69.80 元

《常见损容性皮肤病的中西医诊疗》
编委会

目 录

第一章 皮肤的基础知识

第一节 皮肤结构与屏障功能

皮肤位于人体最外层，具有屏障、吸收、分泌、排泄、代谢、免疫、体温调节及感觉功能，其中皮肤屏障功能是基础。广义的皮肤屏障功能除了皮肤物理性屏障作用外，还包括色素屏障作用、神经屏障作用、免疫屏障作用以及其他与皮肤功能相关的诸多方面，狭义的皮肤屏障功能通常指皮肤的物理性屏障，又称渗透屏障。

一、表皮各层与皮肤物理屏障的相关性

皮肤物理屏障功能具有双向性，一方面具有对外界机械性、物理性、化学性、微生物损伤的防护作用，保护着体内各个重要脏器；另一方面可防止体内营养物质、水分等的丢失，维持皮肤的含水量。如果皮肤屏障功能不健全，轻者影响美容、美观，重者可引起皮肤敏感、炎症反应，导致湿疹、特应性皮炎、多形性日光疹等疾病。与皮肤物理屏障相关的皮肤结构如下。

（一）皮脂膜

润泽脂质与汗腺分泌的汗液乳化形成覆盖于皮肤表面的一层透明的弱酸性薄膜称为"皮脂膜"。润泽脂质由皮脂腺分泌和角质细胞崩解的脂质共同组成，主要由角鲨烯（12%）、蜡脂（26%）、三酰甘油（57.5%）、胆固醇酯（3.0%）和胆固醇（1.5%）构成，润泽脂质标志性成分是角鲨烯，不仅具有"锁水"的作用，还有抗紫外线损伤的作用，皮脂膜中脂质及水分含量的相对稳定可维持皮脂膜的完整性，是皮肤屏障的第一道防线。

（二）角质层

角质层位于皮肤的最外层，与外界环境直接接触，可看作是一种位于皮肤最外层的特殊生物传感器，通过多种酶参与的复杂生物过程，对外界不良环境和表面创伤等在短时间内进行修复，恢复皮肤正常生理功能。角质层由 12 ~ 16 层的扁平无细胞核的角质细胞互

相重叠、相互制约排列而成，各层角质细胞间夹以脂质基质，形成稳定的"砖墙结构"，即角质细胞构成砖块，脂质基质构成灰泥，皮肤的物理屏障功能即由这种特殊的结构——"砖墙结构"所介导。角质层中细胞间脂质主要包括神经酰胺（50%）、脂肪酸（10%～20%）、胆固醇（25%）等。神经酰胺、游离脂肪酸与胆固醇在角质层脂质分布的最佳摩尔比率为3∶1∶1。细胞间脂质成分减少可降低皮肤的储水保湿功能，也直接影响着角质形成细胞的生长与分化调节。同时，在皮肤屏障受损后的修复过程中，三种成分（神经酰胺、胆固醇、游离脂肪酸）都需要补充，成分不健全或比例变化时会延迟屏障的修复。此外，角质层中的中间丝相关蛋白不断降解形成的天然保湿因子（natural moisturizing factor，NMF）与糖类、乳酸盐等共同构成天然保湿因子，对维持角质层最佳的水合状态发挥了关键作用。

（三）棘层、颗粒层

颗粒层的细胞间连接主要为紧密连接，紧密蛋白颗粒重复形成的一排排的索将两相邻细胞连接起来，封闭了细胞间的空隙，形成大小和离子特异性的半透膜屏障，构成皮肤第二道屏障，使水分既不从体外渗入，也阻止了角质层下水分向角质层渗透。棘细胞层有分裂功能，可参与表皮的损伤修复，还具有一定吸收紫外线（UVA）的作用。同时，棘层及颗粒层细胞内含卵圆形双层膜包被的板层状颗粒，称为Odland小体，也称板层颗粒，包含由磷脂、神经酰胺、游离脂肪酸和胆固醇构成的脂质混合物，随着表皮的分化，脂质的分布和含量也发生改变，磷脂减少，神经酰胺、游离脂肪酸和胆固醇增多，至颗粒层顶部，颗粒层细胞向角质细胞转化时，Odland小体通过胞吐作用将脂质内容物释放到角质层的细胞间隙，即形成结构脂质。Odland小体还包括多种水解酶，如酸性磷酸酶、糖苷酶、蛋白酶和脂酶，这些酶针对细胞外环境中脂质和桥粒蛋白的活性可能对屏障形成和表皮自然脱落很重要。

（四）基底层

基底层又称为"生发层"。其中的角质形成细胞增殖、分化对维持皮肤正常结构具有重要意义，角质形成细胞从基底层向棘细胞层、颗粒层、角质层的移行过程中，历经一系列生长分化，最后成为无生命的角质细胞。若其增殖、分化受到影响，例如：银屑病其表皮更替时间缩短，角质形成细胞还未完全成熟，破坏了正常皮肤砖墙结构，临床上出现鳞屑、表皮变薄等症状。

角质形成细胞膜是一种脂质双层结构，具有封包膜的作用，可防止保湿因子丢失，并通过调节皮肤的水平衡而达到防止经皮水分丢失（transepidermal water loss，TEWL），维持稳定皮肤的水合状态。

角蛋白是表皮细胞的主要结构蛋白，属于中间丝家族。角蛋白的不同表达不仅代表了表皮细胞的不同分化阶段，也能反映不同的组织类型，其正确表达和细胞骨架的完整构建是表皮物理性屏障结构的基础。

中间丝相关蛋白是存在于人表皮角质形成细胞内的一种易溶于水的蛋白，其前体是丝聚合蛋白原，当细胞从颗粒层到角质层后，丝聚合蛋白原迅速去磷酸化成为可溶性的中间丝相关蛋白。中间丝相关蛋白与兜甲蛋白、内皮蛋白构成角质形成细胞角化套膜，对维持角质形成细胞的稳定性起到重要作用。

水通道蛋白（AQP）是基底层角质形成细胞中一个完整的跨膜蛋白通道，由于 AQP3 的存在，细胞才可以快速调节自身体积和内部渗透压，也能经皮转运尿素和甘油等物质，是维持皮肤水合作用的一个关键因素。我们的研究还表明：紫外线可导致 AQP3 表达下调，从而破坏皮肤屏障功能。

二、其他屏障功能与皮肤物理屏障功能的相关性

（一）色素屏障与皮肤物理屏障

表皮基底层的黑素细胞可吸收紫外线，防止紫外线对皮肤造成损伤。但当角质层物理屏障受损，黑素细胞受到较强紫外线照射后变得活跃，黑色素产生较多时，可导致黄褐斑等色素性疾病的发生。

（二）酸性屏障与皮肤物理屏障

正常皮肤偏酸性，pH 值为 5.5 ~ 7.0，最低可到 4.0，对碱性物质可起缓冲作用，被称为碱中和作用。而头部、前额及腹股沟处偏碱性，对 pH 值在 4.2 ~ 6.0 范围内的酸性物质也有相当的缓冲能力，被称为酸中和作用。维持正常的酸性环境，可加速受损皮肤屏障修复。有研究报道，用 pH 在 3.5 ~ 4.5 的温泉水可修复特应性皮炎患者受损的皮肤屏障功能。

（三）抗微生物屏障与皮肤物理屏障

在人体皮肤上寄生着许多微生物，它们主要寄生在角质层的表浅处、毛囊皮脂腺口的漏斗部、汗管口及表皮脂质膜内，在一定的条件下可以成为致病菌，对人体造成危害。但是，完整的皮肤屏障功能具有防御能力，致密的角质层和角质形成细胞间通过桥粒结构相互镶嵌排列，能机械地防止直径 200nm 的细菌及直径 100nm 的病毒等微生物的入侵；其次，皮肤表面偏酸性不利于寄生菌生长；此外，皮表某些游离脂肪酸对寄生菌的生长有抑制作用。皮肤干燥和脱屑对寄生菌的生长也有影响。

另一方面，角质层还是皮肤固有免疫系统的重要组成部分之一，角质形成细胞上的 Toll 样受体（toll-like receptor）特异性结合环境中的病原体，激活信号转导通路诱导多种抗菌肽及化学趋化剂的产生，其中主要包括 β 防御素（β-defensin）和抗菌肽（cathelicidin），从而起到抵抗多种革兰阳性和阴性细菌、真菌和病毒的作用。

第二节 肤色及色素代谢

一、概述

肤色（skin color）是影响皮肤色彩的多种因素在外观上的综合呈现，其随人种、性别、年龄、部位各异，跨度可从近乎白色到棕黑。一般而言，欧罗巴人种肤色最浅，蒙古人种次之，尼格罗人种最深；女性较男性浅；青年较老年浅；特定部位如乳头、乳晕、阴囊、阴唇、肛周等肤色较深，而掌跖肤色较浅。

二、肤色的评估

最常用的是 Fitzpatrick 分型，Fitzpatrick 分型是根据皮肤颜色以及对日光照射后的反应来进行分类的（表1-2-1）。该方法在皮肤色素、防晒、祛斑美白、皮肤肿瘤风险评估等方面都有着广泛的运用。但其仍有一定主观性。

表1-2-1 Fitzpatrick 分型

类型	特征	晒伤	晒黑	Luschan 评分
I	肤色苍白、伴金发或红发，蓝眼，雀斑	容易	从不	0 ~ 6
II	肤色白、伴金发或红发，蓝、绿或者淡棕色眼睛	经常	轻微	7 ~ 13
III	奶油色	有时	有时	14 ~ 20
IV	橄榄色或棕色	很少	容易	21 ~ 27
V	深棕色	罕见	非常容易	28 ~ 34
VI	深棕色到黑色	从不	从不	35 ~ 36

三、影响肤色的因素

（一）皮肤内呈色物质

人类皮肤内含有多种色素，例如黑色素、类黑素、胡萝卜素、血红蛋白、含铁血红素等，它们的含量、相对比例、成熟度、氧合状态、解剖分布均可影响皮肤的颜色。

病理性因素，如某些药物（四环素类、米诺环素、磺胺、砷剂）、重金属（如金、银、铋、铊）、异物（如文身、矿物粉尘）、代谢产物（如胆色素）等亦可影响肤色。

（二）皮肤解剖学的差异

皮肤的厚度，特别是角质层和颗粒层的厚薄，对皮肤外观亦有影响。表皮变薄易显露出真皮乳头毛细血管内血液的颜色；而表皮增厚其透光性差，使得肤色发黄，如掌跖部位皮肤。皮肤病理变化，如异常增厚/萎缩、水肿、血管扩张、浸渍、坏死等也会造成肤色的相应变化。

另外由于存在丁达尔效应（Tnydall effect），当黑色素存在于表皮和真皮浅层时，外观多呈黑褐色；当黑色素深入真皮中下层时，往往偏青灰色。

四、黑色素的代谢

黑素细胞（melanocyte）是定居于皮肤基底层（真表皮交界处）的树突样细胞，它产生的色素是影响肤色最重要的因素。

（一）黑素细胞的起源

黑素细胞起源于神经嵴（neural crest）。神经嵴是脊椎动物胚胎发育中的一种过渡性结构。神经嵴细胞沿着背外侧路径（体节与外胚层之间）和腹侧路径（神经管与体节之间）迁移至全身各处，参与生成颅面骨和牙齿、皮肤黑素细胞、内分泌腺、外周神经系统、心脏流出道等众多结构。有学者推测，皮内痣、太田痣、伊藤痣等疾病的真皮内黑素细胞即可能来源于滞留于此的神经嵴细胞。

（二）黑素小体和黑色素

黑素小体（melanosome）是黑素细胞特有的溶酶体样膜性细胞器，是合成和储存黑色素的亚细胞结构。按其成熟程度，可分成四个阶段：

①囊泡样结构，其内少许不规则纤维结构；②椭球形，内有沿长轴平行排列的纤维丝；③合成少量黑色素，在纤维丝上沉积；④合成大量黑色素，纤维丝被完全遮盖。

在黑素细胞中，酪氨酸经酪氨酸酶作用，羟化生成多巴，后者经氧化、脱羧等反应转变成吲哚醌，最后吲哚醌聚合为黑色素（melanin），常以相对分子质量不均一的聚合物的方式存在。根据反应过程中的底物，可分为优黑素（eumelanin，也称真黑素或棕/黑色素，底物只有酪氨酸）和棕黑素（pheomelanin，也称红/黄色素，底物为酪氨酸、半胱氨酸）。

目前普遍认为人种间肤色差异的主要原因不在于皮肤黑素细胞的多寡，而在于黑素小体的成熟度及其内黑色素的含量和构成比例。

（三）黑色素的转运

在基底层附近，一个黑素细胞通过胞质内微管蛋白、驱动蛋白、动力蛋白的相互作用，将黑素小体从树突转运至毗邻的 36 ~ 40 个角质形成细胞内，这样的一个功能结构就称之为"表皮黑素细胞单位"（epidermal melanocyte unit）。进入角质形成细胞的黑素小体再被转运至细胞核上方，形成一"保护伞"样结构，以减少紫外线对 DNA 的损伤。

（四）黑色素的降解

有学者认为，细胞可通过溶酶体／自噬体系统吞噬、降解黑素小体；亦有学者认为溶酶体／自噬体仅能降解黑素小体内的蛋白纤维，对黑色素本身却无能为力，主要还是依靠表皮不断更新来带走色素颗粒。

（五）影响黑素代谢的因素

皮肤黑素的代谢受着十分复杂的网络调控，体内外诸多因素均对其有影响。

1. 遗传与发育

遗传与发育是影响黑素代谢的主要先天性因素。临床上常见的以色素沉着为特点者如雀斑、太田痣、神经纤维瘤病等，色素减退者如各型白化病、斑驳病、结节性硬化等。

2. 日晒

日晒是影响皮肤黑素代谢最为显著的外源性因素。紫外线可促进角质细胞表达多种细胞因子，以旁分泌形式调控黑素细胞功能。紫外线也可直接影响黑素细胞功能，上调与黑素合成相关的重要转录因子和关键酶，促进树突形成和黑素小体转运。

3. 内分泌疾病

当垂体、肾上腺、性腺等器官发生病变，或某些具有分泌功能的肿瘤存在时，体内雌激素、黄体酮、促肾上腺皮质激素、促黑激素、β‑LPH 等代谢紊乱，常伴有局限性或者系统皮肤黏膜色素异常。

4. 炎症

炎症对黑素代谢的影响复杂，可引起色素减退或色素沉着。

5. 睡眠和生活节律

睡眠和生活节律对黑素代谢亦有影响，但确切机制不明，有报道认为可能与局部微循环、维生素 D_3、氧化应激等有关。

第三节 皮肤老化和光老化

一、概述

衰老是指机体所有器官功能减退和储备能力的下降，是生物界最基本的自然规律之一。皮肤衰老作为机体整体衰老的一个部分具有特殊的意义。皮肤老化主要分为内源性老化和外源性老化两种形式，内源性老化是由于机体内不可抗拒因素（如重力、机体内分泌及免疫功能随机体衰老而改变）及遗传等因素所引起，通过和其他环境因素接触或者生活方式产生的损害积累，就造成了外源性老化。后者主要是由于太阳的紫外线辐射引起，所以又称为光老化。

二、发生因素及发生机制

（一）发生因素

皮肤老化为多因素所致，概括起来有 9 个方面：

1. 年龄因素

皮肤老化一般从 30 岁左右开始，此为唯一不可避免的因素，其余诸因素均可改变。

2. 紫外线

大量研究表明，日光中的紫外线（ultraviolet ray，UV）是"光老化"中的最重要因素。长波紫外线（ultraviolet A，UVA）和中波紫外线（ultraviolet B，UVB）在皮肤老化中起着重要作用。

3. 健康因素

患有肾病、肝病、妇科病等慢性消耗性疾病时，皮肤易老化。

4. 精神因素

用脑过度、思虑过多、心情烦闷时皮肤易老化。

5. 营养因素

由于咀嚼不良和胃肠功能衰弱、营养失调，或饮食缺乏蛋白质和各种维生素时，皮肤易老化。

6. 生活习惯

熬夜、过度疲劳及抽烟均可加速皮肤衰老。

7. 环境因素

长期日光曝晒、风吹雨淋，或海水侵蚀者，皮肤易衰老。

8. 内分泌紊乱

妇女绝经后，雌性激素分泌减少，从而影响皮肤的充实度和弹性。

9. 皮肤保养不当

不恰当使用药物或化妆品易使皮肤老化。

（二）发生机制

日光中的 UVA 和 UVB 是引起光老化最重要的因素，目前研究表明皮肤光老化机制主要包括以下几方面。

1. 诱导细胞 DNA 损伤及细胞凋亡

UVB 辐射主要影响表皮，可以直接被细胞 DNA 吸收，导致 DNA 结构损伤，当 DNA 损伤未完全修复又没有发生凋亡时，细胞会发生 DNA 突变，最后发展成皮肤癌。

2. 胶原合成减少，降解增加

长时间的紫外线照射，可导致真皮胶原合成受到明显抑制。紫外线照射可导致大量活性氧自由基（reactive oxygen specie，ROS）生成，继而激活大量细胞因子，如 TNF-α，IL-1，激活膜受体，进一步导致有丝分裂原激活蛋白激酶 P38（P38MAPK）及 C-JUN 氨基末端激酶（JNK）的激活，进而介导核转录复合体（AP-1）的转录，AP-1 可通过阻断 TGF-β，从而影响胶原的生成。另一方面，CYR61 通过 AP-1 增强 MMPs 的量和活性，尤其是 MMP-1、MMP-3 和 MMP-9，从而使胶原降解增加。

3. 线粒体的损伤

在许多退行性疾病和老年人的体内有一种 DNA 的"共同缺失"现象，即有一段约 4 977bp，编码部分呼吸链蛋白的线粒体 DNA 始终缺失，从而造成细胞生物学功能下降，促使细胞进入衰老状态。

4. 蛋白质氧化

紫外线照射后，由于 ROS 增加而对皮肤真皮蛋白造成氧化性损伤，导致蛋白质活性丧失或增强、失去了结构蛋白的功能，从而易于或难于降解；同时，紫外线还可以使真皮胶原和弹力纤维发生交联。

5. 端粒的损伤

端粒主要控制与老化有关的基因表达和细胞损伤。当端粒缩短到一定程度时，细胞就进入增殖衰老期，研究表明紫外线的照射可加速端粒的缩短。

6. 水通道蛋白 3 表达下调

皮肤水转运是通过水通道蛋白实现的，水通道蛋白 3（AQP3，aquaporin3）是最主要的水转运蛋白。研究发现当皮肤暴露于紫外线时，通过激活 ERK 信号转导通路诱导角质形成细胞中 AQP3 表达下调，是导致皮肤干燥和光老化的原因之一。

除了紫外线，日光中还有一定的可见光和红外线（IR）（760nm 到 1mm）。虽然其作用强度低于紫外线，但目前也有研究表明可见光参与了皮肤晒黑反应，尤其是在长期暴露的情况下；而红外线及热损伤可以加重以弹力纤维变性为代表的皮肤光老化。

三、临床表现

（一）皮肤组织衰退

皮肤的厚度随年龄的增加而逐渐变薄，到老年期颗粒层可萎缩至消失，棘层细胞生存期缩短，表皮细胞核分裂增加，黑色素增多，以致老年人的肤色多为棕黑色。由于老化细胞附着于表皮角质层，使皮肤表面变硬，在 30 岁时最厚，以后渐变薄并伴萎缩。皮下脂肪减少，并由于弹力纤维与胶原纤维发生变化而渐失皮肤弹性和张力，进一步导致皮肤松弛与皱纹产生。

（二）生理功能低下

皮脂腺、汗腺功能衰退，汗液与皮脂排出减少，皮肤逐渐失去光泽而变得干燥。

四、治疗

光老化的最好治疗方法是预防，即应避免过度的日晒。最有效的方法就是适当的穿着、戴帽、打伞，并正规地使用广谱防晒剂。

皮肤老化的治疗主要分为两大类：非手术疗法，包括药物疗法、化学剥脱术、微波疗法、激光疗法等；手术疗法，包括皮下填充术、皮肤磨削术等。

第四节 皮肤损伤与修复

一、皮肤损伤

皮肤是人体与外界环境接触的第一道屏障，所以它每时每刻都在承受着外界环境的各种刺激、损害。受到损害的可以是单个细胞，也可以是整片的组织。日光、灰尘中的污染物，甚至连吸烟都有可能导致皮肤细胞中的 DNA 损伤。其中，日光中的 UVB 是最主要的元凶。

整片皮肤组织受损后，其修复的过程和时间，因受损的面积和深度而有很大的差别。小而浅的损伤，损伤深度在表皮层或达到真皮乳头层，由于表皮细胞的迁移和增殖，数天就能愈合，愈合后不留瘢痕。较大而深的损伤，损伤深度达真皮网状层或更深，其修复过程则较长。

组织缺损后，机体对所形成的缺损进行修补恢复，以达到部分或完全恢复原有组织的结构和功能的过程，称为修复。修复有两种方式，由缺损周围相同的健康细胞增生以代替死亡细胞的过程，称为再生；另外一种修复是通过肉芽组织增生，溶解、吸收损伤局部的坏死组织及其他异物，并填补组织缺损，以后肉芽组织转化成以胶原纤维为主的瘢痕组织，这种修复称为瘢痕修复，或纤维性修复。两种修复过程均起始于炎症。在多数情况下，由于有多种组织发生损伤，故上述两种修复过程常同时存在。

为了便于描述，我们通常把较大的创伤愈合过程划分为 3 个阶段，即炎症期、肉芽组织形成期和瘢痕形成期。创伤后首先是凝血和止血，并出现炎症反应，众多的中性粒细胞进入局部，清除细菌。随后出现许多巨噬细胞，清除损坏的组织，并释放生物活性物质促进成纤维细胞增殖和毛细血管生长，生成肉芽组织。肉芽组织是新生的结缔组织，具有填补伤口、机化凝血块和坏死组织、抗感染及保护创面的作用。肉芽组织中有较多的成纤维细胞和巨噬细胞，纤维少，毛细血管丰富。创伤后不久，伤口周围的表皮细胞增殖并迁移到伤面。伤面残留的汗腺和毛囊的上皮也能增殖，形成覆盖伤面的上皮小岛，参与表皮再生。最后创面全由新生的表皮覆盖，并渐形成正常的表皮。肉芽组织也渐由致密的纤维结缔组织替代。

二、损伤修复与调控

皮肤受伤缺损后，可引起细胞再生予以修复，修复完后再生便停止，可见皮肤存在刺激再生与抑制再生两种机制，两者处于动态平衡。目前已知短距离调控细胞再生的重要因素包括以下三方面：

（一）细胞与细胞之间的作用

细胞在生长过程中，存在生长接触抑制现象。

（二）细胞外基质对细胞增殖的作用

实验证明，正常细胞只有黏着于适当的基质才能生长，基质各种成分对不同细胞的增殖有不同的作用：细胞外基质的关键成分透明质酸的降解物可刺激内皮细胞的增殖和迁移，层粘连蛋白（Laminin，层粘连蛋白又称板层素）可促进上皮细胞增殖，抑制成纤维细胞增殖，而纤维粘连蛋白的作用则正好相反。组织中层粘连蛋白与纤维粘连蛋白的相对比值可能对维持上皮细胞与间质细胞之间的平衡有一定的作用。

（三）生长因子和抑素的作用

能刺激细胞增殖的多肽称为生长因子（cell growth factors，CGF），能抑制细胞增殖的则称为抑素（chalon）。可特异性地与某些细胞膜上的受体结合，引起一系列的连锁反应，从而调节细胞生长、分化。

目前已分离、纯化出一些重要的生长因子，比如下面的一些生长因子：

1. 表皮生长因子

表皮生长因子（epidermal growth factor，EGF）对上皮细胞、成纤维细胞、胶质细胞及平滑肌细胞都有促进增殖的作用。

2. 转化生长因子

转化生长因子（transforming growth factor，TGF）TGF-α 可与 EGF 受体结合，故有相同作用；转化生长因子 TGF-β 能刺激间质细胞增生。

3. 成纤维细胞生长因子

成纤维细胞生长因子（fibroblast growth factor，FGF）能促进多种间质细胞增生及小血管再生。

4. 血小板源性生长因子

血小板源性生长因子（platelet derived growth factor，PDGF）来源于血小板 α 颗粒，在凝血过程中释放，对成纤维细胞、平滑肌细胞及胶质细胞的增生有促进作用。

5. 其他细胞因子

其他细胞因子，如白介素 1（IL-1，interleukin-1）和肿瘤坏死因子（tumor necrosis

factor，TNF）能刺激成纤维细胞的增殖及胶原合成，TNF 还能刺激血管再生。此外还有许多生长因子，如造血细胞集落刺激因子、神经生长因子、IL-2 等，均有调控细胞增殖的作用。

与生长因子相比，对抑素的了解甚少。抑素具有组织特异性，似乎任何组织都可产生一种抑素抑制本身的增殖。前面提到的 TGF-β 虽然对某些间质细胞增殖起促进作用，但对上皮细胞则是一种抑素。此外干扰素 - α、前列腺素 E2 和肝素在组织培养中对成纤维细胞及平滑肌细胞的增生都有抑制作用。

三、影响皮肤修复的因素

影响皮肤修复的因素包括全身因素及局部因素两方面。

（一）全身因素

1. 年龄

青少年的组织再生能力强，愈合快。老年人则相反，组织再生能力差，愈合慢。

2. 蛋白质缺乏

蛋白质缺乏，尤其是含硫氨基酸（如甲硫氨酸、胱氨酸）缺乏时，肉芽组织及胶原形成不良，伤口愈合延缓。维生素中以维生素 C 对愈合最重要。维生素 C 缺乏时前胶原分子难以形成，从而影响了胶原纤维的形成。在微量元素中锌对创伤愈合有重要作用，手术后伤口愈合迟缓的患者，皮肤中锌的含量大多比愈合良好的患者低。此外已证明，手术刺激、外伤及烧伤患者尿中锌的排出量增加，补给锌能促进愈合。

（二）局部因素

1. 感染

异物感染对再生修复的妨碍甚大。许多化脓菌产生一些毒素和酶，能引起组织坏死，基质或胶原纤维溶解。这不仅加重局部组织损伤，也妨碍愈合。伤口感染时，渗出物很多，可增加局部伤口的张力，常使正在愈合的伤口或已缝合的伤口裂开，或者导致感染扩散加重损伤。因此，对于感染的伤口，不能缝合，应及早引流，只有感染被控制后，修复才能进行。此外，坏死组织及其他异物也妨碍愈合并有利于感染。因此，伤口如有较多的坏死组织及异物，必然是二期愈合。临床上对于创面较大、已被细菌污染但尚未发生明显感染的伤口，施行清创术以清除坏死组织，缩小创面。这样可以使本来应是二期愈合的伤口，愈合的时间缩短，甚至可能达到一期愈合。

2. 局部血液循环

局部血液循环，一方面保证组织再生所需的氧和营养，另一方面对坏死物质的吸收及控制局部感染也起重要作用。因此，局部血流供应良好时，则再生修复好。临床用某些药物湿敷、热敷以及贴敷中药和服用活血化瘀中药等，都有改善局部血液循环的作用。

3. 神经支配

完整的神经对组织再生有一定的作用。例如麻风引起的溃疡不易愈合，是因为神经受累的缘故。自主神经的损伤，使局部血液供应发生变化，对再生的影响更为明显。

4. 电离辐射

电离辐射能破坏细胞，损伤小血管，抑制组织再生，因此能阻止瘢痕形成。

5. 光线低强度激光治疗

光线低强度激光治疗（low level laser therapy，LLLT）可刺激细胞的活化和组织的修复。

第五节 皮肤变态反应

一、皮肤免疫系统

皮肤本身是一个自成的免疫系统，是人体抵御外界损害的第一道屏障。表皮中含量最高的角质形成细胞及真皮富含的成纤维细胞是皮肤的重要组织细胞，还是皮肤免疫系统的构成组分，如：角质形成细胞能分泌多种细胞因子，角质形成细胞有吞噬功能，能对抗原物质进行粗加工，还能表达许多促炎因子受体参与皮肤免疫应答。此外，表皮内还有具有抗原提呈作用的朗格汉斯细胞（Langerhans cell，LC）及少量的 T 淋巴细胞。真皮中的成纤维细胞除了产生胶原蛋白外，还可以产生次级细胞因子，其与角质形成细胞产生的细胞因子相互作用，发挥维持皮肤免疫系统自稳态的重要作用。另外，当抗原成分进入皮肤时，LC 与真皮树突状细胞摄取抗原，并迁移至淋巴结，将抗原呈递给 T 细胞，T 细胞被激活并进入皮肤产生炎症反应。同时，白细胞，包括中性粒细胞、单核细胞、嗜酸性粒细胞和浆细胞也持续不断地由血管迁移入皮肤，参与到皮肤炎症反应中，然后经由淋巴系统返回血液循环，由此可能会引发全身的炎症反应。

皮肤免疫系统除了上述各种免疫潜能细胞成分外，也包括多种体液成分，如抗微生物多肽、补体、免疫球蛋白、细胞因子、纤溶素、Eicosanoids 及神经多肽等。

二、概念

1. 非特异性免疫

非特异性免疫，又称天然免疫或固有免疫，指机体的各种自然屏障作用以及各种细胞、体液因子非特异性防御作用。如皮肤屏障阻止病原菌的进入。

2. 特异性免疫

特异性免疫，又称后天获得性免疫，具有特异性，产生特异性抗体和致敏性淋巴细胞，是个体在生活过程中发展生成的。

3. 免疫系统

免疫系统是行使免疫功能的体系，包括免疫器官、免疫活性细胞及其免疫性产物，以及细胞成分（如巨噬细胞、粒细胞）和非细胞成分的协助因子。

4. 免疫器官

免疫器官是主要参与免疫反应的淋巴网状组织，包括中枢免疫器官（骨髓、胸腺）以及周围免疫器官（脾、淋巴结和全身分布的淋巴组织）。

5. 免疫活性细胞

免疫活性细胞（immunocompetent cell，ICC）能特异性地识别并产生具有免疫应答能力的淋巴细胞，主要是指 T 淋巴细胞和 B 淋巴细胞。

6. 抗原

抗原（antigen）是一种异己物质，进入机体后能引起特异性免疫应答，其相对分子质量一般大于 10 000，相对分子质量越大，越不易在体内被排除，接触到免疫活性细胞的机会越多，抗原性越强。它所含有的特异结构的化学活性集团称为抗原决定簇，是引发免疫活性细胞反应并能与相应的抗体或致敏淋巴细胞起作用的部分。抗原一般是异种蛋白或与蛋白质结合的多糖体、类脂质等。

7. 半抗原或不全抗原

半抗原（hapten）或不全抗原是一种小分子化学物质。如药物，它只在与蛋白质结合后，才能成为全抗原而发挥抗原的作用。它所产生的抗体，只对它而不对蛋白质具有特异性。

8. 变应原

变应原（allergen）通常是指在遗传过敏个体内能引起变态反应的抗原性物质，如花粉、皮屑等。

9. 超抗原

超抗原（superantigen，SAg）是指能在极低浓度下非特异地刺激多数 T 细胞克隆活化增殖，产生极强免疫应答的物质。有外源性和内源性两种。

10. 抗体

抗体（antibody）是抗原进入机体发生作用后，由浆细胞产生的免疫球蛋白。它可与相应的抗原发生特异性反应。

11. 免疫球蛋白

免疫球蛋白（immunoglobulin，Ig）是一组直接参与免疫反应，由浆细胞产生的具有抗体特性的球蛋白的总称。

抗体都是免疫球蛋白，而免疫球蛋白不一定都是抗体。因此，免疫球蛋白可看作是化学结构上的概念，抗体则是生物学功能上的概念。

三、皮肤变态反应

（一）概念

变态反应又称过敏反应、超敏反应，是指已被某种抗原致敏的机体再次受到相同抗原刺激时发生的超常的或病理性免疫应答。其表现为生理功能紊乱或组织细胞损伤。变态反应是一种过强的免疫应答，因此具有免疫应答的特点，即特异性和记忆性。引起变态反应的抗原称为变应原，可以是完全抗原，如微生物、异种动物血清等，也可是半抗原，如药物、化学制剂等，还可是自身抗原如变性的自身组织细胞等。

变态反应、免疫反应和过敏反应到底有什么区别？1906 年首先提出，变态反应包括过敏和免疫两个方面，过敏造成免疫损伤，对机体不利，而正常免疫抵御侵袭，守护机体。因此，两者并不排斥，相互关联。近年来免疫学发展迅速，早已突破了机体防御和消除外来有害因子传统概念，目前认为是一种"识别异己""排斥异己"的生物现象，此概念中又包含了变态反应。过敏反应又是什么？有观点认为过敏反应通常是指 I 型变态反应，包括部分Ⅳ型变态反应，通俗观点认为过敏反应是变态反应的同义词，过敏反应有着明确的变应原。

（二）分类

目前存在不同的分类方法，大多数采用的是按照免疫机制分成的四类。

1. Ⅰ型变态反应

Ⅰ型变态反应为速发型，亦称速敏型、反应素型或IgE依赖型。

Ⅰ型变态反应的部位在真皮，其发生反应的过程为：外源性或内源性变应原刺激机体单核吞噬系统（淋巴结、肝、脾等）而引起浆细胞反应，产生特异性IgE，IgE分子附着于肥大细胞或嗜碱性粒细胞的IgE受体，使机体处于致敏状态，当机体再次接触同种变应原时，附着于肥大细胞的IgE与特异性变应原桥联，激发相关细胞释放过敏介质，介质有组胺、缓激肽、慢反应物质、嗜酸性粒细胞趋化因子，导致毛细血管扩张、血管通透性增加、平滑肌收缩和嗜酸性粒细胞浸润。

Ⅰ型变态反应的特点是反应发生快，消失也快，多数在接触变应原后数分钟至1小时内出现全身性变态反应。主要的效应细胞是肥大细胞，反应过程中无补体参加，一般情况下不破坏细胞，其致病作用主要是通过上述各生物活性物质引起。

属于此类的常见的皮肤疾患有荨麻疹、血管性水肿等。青霉素皮试就是一种典型的Ⅰ型变态反应。阳性反应表现为注射部位的风团和硬结。

2. Ⅱ型变态反应

Ⅱ型变态反应又称细胞毒性或细胞溶解型超敏反应。此种反应不仅对细胞有毒性，还对血液中细胞成分如红细胞、白细胞、血小板等有溶解破坏的作用。介导此型反应的抗体多属IgG、IgM，少数情况下亦有IgA参与，补体常参与该反应。抗体与靶细胞表面的抗原结合，然后经过以下三种途径溶解或者破坏靶细胞。

（1）激活补体：细胞毒性抗体与靶细胞表面相应抗原结合后，经过典型途径激活补体。导致靶细胞溶解。

（2）巨噬细胞吞噬：通过免疫调理及免疫粘连，巨噬细胞容易吞噬靶细胞而将之破坏。免疫调理指抗体与靶细胞表面的抗原结合后，活化补体。免疫复合物上的补体成分C3b可与巨噬细胞的C3b受体结合，这样靶细胞容易被巨噬细胞吞噬。

（3）抗体依赖的细胞介导的细胞毒性作用（antibody-dependent cell-mediated cytotoxicity，ADCC）：抗体与靶细胞表面的抗原结合后，抗体的Fc与NK细胞表面的Fc受体结合，结果靶细胞被破坏。

药物引起的溶血性贫血、血小板减少性紫癜、天疱疮与类天疱疮等，系统性红斑狼疮（systemic lupus erythematosus，SLE）患者的贫血、自身敏感性皮炎等属于Ⅱ型变态反应。

3. Ⅲ型变态反应

Ⅲ型变态反应又称免疫复合物型或者血管炎型变态反应。抗原与抗体可形成中等大小的可溶性复合物，称为免疫复合物，不易被巨噬细胞吞噬或经肾小球随尿排出，而随血流沉积于全身或局部小血管的管壁基膜及其周围。免疫复合物通过激活补体及细胞成分，导致沉积部位发生以中性粒细胞浸润为主的伴有出血、水肿、组织坏死的一系列炎症变化和损伤。抗体主要是IgG，少数为IgM与IgA。

Ⅲ型变态反应引起的皮肤疾患包括药物引起的血清病样综合征、血清病、某些荨麻疹、血管炎以及 SLE 的肾小球肾炎等。

以上三型在体液中均有抗体形成并参与反应，故属于体液免疫反应。

4. Ⅳ型变态反应

Ⅳ型变态反应亦称迟发型超敏反应，是由 T 淋巴细胞介导的免疫损伤，与血清抗体无关。故本型反应属于细胞免疫反应。反应的过程为：当抗原或者半抗原进入机体后，刺激 T 细胞分化、增殖形成特异性的致敏淋巴细胞。当相同抗原再次进入机体时，则引起致敏淋巴细胞活化，释放多种淋巴因子。这些细胞因子吸引巨噬细胞并使之激活，释放溶酶体酶而引起组织损伤，产生临床症状。

Ⅳ型变态反应的特点是反应发生较迟，致敏机体再次接触抗原后需数小时、1 ~ 2d 或更长时间才出现。淋巴细胞及转移因子可转移致敏反应，但血清不能转移。

皮肤接触一些化学物质如二硝基氟苯以及镍、铬等可引起接触性超敏反应，属于迟发型超敏反应的一种。临床上检查Ⅳ型变态反应的皮肤试验除了斑贴试验外，还有结核菌素试验、麻风菌素试验、念珠菌素试验等。接触性皮炎是经典的Ⅳ型变态反应，其中特殊的一种为化妆品皮炎。

第六节 毛发生理

毛发属于上皮衍生物，是哺乳动物体内唯一能永久再生的器官，具有许多重要功能，包括保护和感知。对于人类，毛发还具有传递社会心理信号和性别信号的功能。

一、毛发的解剖与组织学

毛发是一种长圆柱状角质结构，其深入皮肤内的部分称为毛根，露出皮面的部分称为毛干。毛根由毛囊（hair follicle）包裹，毛根末端与毛囊共同形成毛球。

毛干由死亡的角化的角质形成细胞构成，从内到外分为三层：髓质（仅终毛有，由 2 ~ 3 层色淡的立方形上皮细胞构成）、皮质（主要组成部分，由数层梭形角化细胞构成，黑素即位于此层）和毛小皮（由单层叠瓦状排列的扁平角化细胞构成）。毛干的主要成分为毛发角蛋白，属于中间丝家族，相对分子质量为 4 万 ~ 6 万，还有富含硫的蛋白（相对分子质量 0.9 万 ~ 2.5 万）、富含甘氨酸 / 酪氨酸的蛋白等，这些蛋白之间存在较多二硫键，使毛发具有一定的形状与质地。

毛囊从上到下分为三部分：自皮脂腺导管开口部位以上的部分称为毛囊漏斗部；自皮脂腺开口以下至立毛肌附着点之间的部分称为毛囊峡部；立毛肌附着点以下为毛囊下段，其末端膨大呈球状，为毛球部，由毛母质细胞和黑素细胞构成。毛乳头是伸入毛球内的结缔组织，含有血管和神经，对毛囊的发育和生长至关重要。

从横断面看，毛发由同心圆排列的结构组成，从内到外分别为毛干、内毛根鞘、外毛根鞘和结缔组织鞘。内毛根鞘由 3 层环状排列的柱状细胞组成，由内到外分别为鞘小皮、赫胥黎层（Huxley's layer）和亨勒层（Henle's layer）。内毛根鞘细胞多方向的分化特点使其形成坚硬的管状结构，有利于毛干的塑形和生长方向的引导。外毛根鞘与皮肤的表皮相延续，由多层立方形上皮细胞组成，内含大量糖原。在立毛肌附着部位的外毛根鞘（又称为"隆突"）内含有毛囊干细胞，具有多种分化潜能，不仅可以向毛囊各层细胞分化，在特定条件下，也可分化为上皮细胞和皮脂腺。结缔组织鞘位于外毛根鞘的外侧，含有胶原纤维和弹性纤维，与真皮相连接。

二、毛发的类型

根据毛干的直径和长度，可将毛发分为毳毛和终毛两类。毳毛在出生后代替胎毛，分布于体表，毳毛的毛球一般位于真皮浅层，毛软而无髓质，色淡，直径小于 0.03mm，长不足 1cm，主要分布于面部、躯干与四肢；终毛的毛球位于皮下组织和真皮深层，毛长而粗，常有髓质，色深，直径一般大于 0.06mm，长度超过 1cm，又分为长毛（如头发、胡须、腋毛、阴毛）和短毛（如眉毛、睫毛、鼻毛等）两种。

毛发的形态因种族不同而有一定差异，最明显的是头发，黄种人头发直而粗，黑种人头发卷曲，甚至形成"胡椒粒"样发结，白种人多为波状，介于前两者之间。从头发的横断面来看，黄种人毛发呈圆形（毛干直径约 120μm），黑种人毛发呈卵圆形，截面呈扁圆形，白种人呈卵圆形（毛干直径 50～90μm），但比黑种人毛发细，这主要由毛囊的形态所决定。黄种人毛囊完全垂直，黑种人毛囊呈螺旋状，而白种人介于前两者之间。

毛发在色泽上有黑色、白色、黄色、金色、褐色、红色等区别。主要取决于毛球部细胞中色素小体的分布和完全黑素化的黑素小体数量。黑种人毛发中的黑素小体较大且数量多，表现为毛发较黑；白种人毛发中的黑素小体较小且数量少，毛发颜色较浅；红色毛发的特征是黑素小体呈球形。

三、毛发的分布

人体毛发几乎遍布全身，除掌跖、指/趾腹侧、指/趾末节背侧、唇红、乳头、龟头、包皮内面、大小阴唇内侧和阴蒂外，均有毛发覆盖。

毛囊在胚胎发育的第 9 周开始形成，至第 22 周即完成发育，出生时，人体大约有500 万的毛囊覆盖于体表，出生后不再形成新的毛囊，且随着年龄的增长而逐渐减少。

在放大镜下可以看到头皮的毛发一般成簇分布，称之为毛囊单位（follicular unit，FU）。毛囊单位由终毛、毳毛及其相应的附属皮脂腺和立毛肌组成，每个毛囊单位包含 1～5 根终毛，其中约 80% 只含 2～3 根终毛。一般头发的密度是毛囊单位密度的 2.5～3.0 倍。测量毛囊单位的密度有助于毛发移植时预测获取的毛囊数量。

四、毛发的生长周期

毛发的生长呈周期性，一般分为生长期（anagen）、退行期（catagen）和休止期（telogen）。生长期又分为Ⅰ~Ⅵ期，其中Ⅰ~Ⅴ期为前生长期（proanagen）、Ⅵ期为后生长期（metanagen），前生长期中毛发位于毛囊内，至后生长期，毛干即露出皮面。

身体各部位的毛发生长周期是有差异的。头发的生长周期较长，一般成人的头发生长期约为 3 年，退行期为 3 周，休止期为 3 个月。胡须的生长期为 4~14 周，上肢终毛为 6~12 周，下肢终毛为 19~26 周。

相邻毛囊呈非同步生长，处于不同的生长周期，称为马赛克式的周期性循环。正常人 85%~90% 的头发处于生长期，小于 1% 处于退行期，10%~15% 处于休止期。因此，假设有 10 万根头发，按照 10% 头发处于休止期计算，平均每日脱发量即为 100 根。

五、毛发生长的内分泌调控

毛发的生长周期主要受体内的"毛发周期钟"所调控，还受大量毛囊外因素调控，如内分泌、神经、血管、营养等。目前已证实大部分的激素包括甲状腺激素、性激素及糖皮质激素均可影响毛发生长。

（一）雄激素

雄激素是正常人类毛发生长的主要调节剂。青春期体内雄激素水平的波动对诱导雄激素依赖毛囊（即胡须、腋毛、阴毛）从毳毛向终毛转化起着重要作用。而雄激素对头皮毛囊则表现为下调作用，雄激素原性脱发患者体内雄激素水平较高，由于雄激素受体亚单位的聚集发生改变，5α 还原酶活性增强，使患者对雄激素敏感性增强，引起脱发，主要表现为前额发际线后退和（或）头顶毛发变细、稀疏。

（二）雌激素

雌激素主要对孕产期女性造成影响。产后女性体内激素水平发生剧烈变化，雌激素水平迅速下降，生长期与休止期毛发比例降低，休止期毛发数量增加，形成产后 4~6 个月内脱发。

（三）甲状腺素

甲状腺功能低下时，生长期毛发减少而退行期毛发增多，成人可表现为弥漫性脱发，以枕部和头顶最明显，也可伴有眉毛稀疏，给予甲状腺素治疗后可恢复正常。甲状腺功能亢进时，也会出现毛发细软、弥漫性脱发或全秃。

六、毛发生理功能

毛发具有机械性保护、防晒和御寒、引流液体、体温调节、触觉以及美容作用。

第二章 中医美容基础知识

中医基础理论是指导中医临床的圭臬，它是中医美容学的理论基础，指导着认识疾病、寻求病因、辨证施治、遣方用药以及养生保健美容等各个方面。

第一节 病因与发病

美容包括两个部分，其一，健康人群为美容而追求预防衰老、防止皮肤老化的方法；其二患有损害容颜性皮肤疾病者为治疗而求医。所以，学习病因一节时应该有这个概念，就是预防和治疗两种需要。

一、病因

（一）自然衰老

《素问·上古天真论》指出："女子七岁，肾气盛，齿更发长。二七而天癸至，任脉通，太冲脉盛，月事以时下，故有子。三七，肾气平均，故真牙生而长极。四七，筋骨坚，发长极，身体盛壮。五七，阳明脉衰，面始焦，发始堕。六七，三阳脉衰于上，面皆焦，发始白。七七，任脉虚，太冲脉衰少，天癸竭，地道不通，故形坏而无子也。丈夫八岁，肾气实，发长齿更。二八，肾气盛，天癸至，精气溢泻，阴阳和，故能有子。三八，肾气平均，筋骨劲强，故真牙生而长极。四八，筋骨隆盛，肌肉满壮。五八，肾气衰，发堕齿槁。六八，阳气衰竭于上，面焦，发鬓斑白。七八，肝气衰，筋不能动。八八，天癸竭，精少，肾脏衰，形体皆极，则齿发去。肾者主水，受五脏六腑之精而藏之，故五脏盛，乃能泻。今五脏皆衰，筋骨皆堕，天癸尽矣，故发鬓白，身体重，行步不正，而无子耳。"其中女子的"齿更发长、发长极、面始焦、发始堕、发始白"，男子的"发长齿更、肌肉满壮、发堕齿槁、面焦、发鬓斑白、齿发去"均涉及美容的具体内容，而这些衰老的表现有一个共同特点，就是肾脏衰。肾衰引起自然衰老的另一个特征，就是失神。神是生命活动的外在表现，和肾的关系密切。肾者主水，受五脏六腑之精而藏之，瞳仁属肾，眼神的变化也反映肾精气的盛衰。由于肾为先天之本，人体的外观形象如面色、体态、须眉等，也和肾的功能有关。所以，神是对人体美的一种整体综合评价。美容所追求、塑造的，正是这种整体美容的形象。从整体出发注重肾气的摄纳的导引美容法，二便咬齿以固肾气等美容方法，内服补益肾之精气的药物美容法等，其着眼点均在肾上。在佛教、道教的健身功和武术锻炼中，除一般的强身健体、美容按摩功外，尚有专门的咬齿、练眼神功法。所以，肾衰是一个人生长的自然过程，是生命中不可避免的自然现象，美容的目的是采取各种养生方法，推迟这种进程的到来，尽量延缓肾衰的进程。

（二）七情变化

七情即喜、怒、忧、思、悲、恐、惊七种情态变化，是人体对客观事物的不同反应。正常情况下，这些情态变化是不会引起疾病的，只有突然、强烈或持久的情志刺激超过了人体正常生理范围才会导致疾病，这样的疾病，称为情志致病。

《素问·阴阳应象大论》说："人有五脏化五气，以生喜怒悲忧恐。"可见情志活动必须以五脏精气作为物质基础，而脏腑气血的变化也会影响情志，七情致病常使人气机紊乱，脏腑阴阳气血失调，进而影响颜面、头发甚至爪甲。七情常常通过感情、声音、行为表现出来。高兴时满面笑容；悲哀时愁眉苦脸，没精打采；忧思时焦眉蹙额，阴沉着脸。可见，七情能够改变人的容颜，或愁肠满肚，情绪低沉；或诚惶诚恐，坐卧不安；或喜乐无极，悲哀太过，久则造成脏腑功能紊乱，气血失和，使容貌早衰，再漂亮的人也会黯然失色。《内经》早就指出："惊恐思虑太过则伤心神，忧愁思虑太过则伤脾意，悲哀太过则伤肝魂，喜乐太过则伤肺魄，五脏受损，神、魂、意、魄等意识思维活动障碍，则易致皮毛憔悴，面部枯槁无华。"故明代大医家龚居中在《红炉点雪》一书中总结道："颜色憔悴，良由心思过度。"乐观的情绪，豁达的胸怀与面容的关系至为密切。古医书《长生秘诀》说："人之心思，一存和悦，其颜色现于外者，自然蔼美。"中医认为："笑为心之声，喜是心之志。"喜笑与心情关系密切，并且直接联系脏腑功能。由于心主神明，又主血液，"其华在面"。喜笑则心气和平调达，营卫通利，气血流行，充盈于面，故面色红润，神采奕奕。

情志不仅使正常人过早出现衰老征象，而且能引起许多疾病。白癜风的发生与精神刺激有密切关系，斑秃、雀斑、粉刺、其他色素斑也和情绪有关，双目无神、暗淡无光也受心绪的影响。这些都是因为情志活动影响了脏腑气血阴阳，使脏腑功能失调，而在外的器官受到损伤，导致血不润肤、血不荣发、气血瘀滞、肺气不利、肾精不能上注，故产生以上诸病。

人人都有七情六欲，但贵在节制，特别是要保持乐观的情绪、豁达的胸怀，避免情志过激以及长时间处于一种情绪状态。只有笑口常开，青春才能常驻。

（三）六淫侵袭

人生活在自然界中，自然界的气候变化如风、寒、暑、湿、燥、火等对人体有较大影响。正常情况下，气候是促进万物生长变化的必备条件，对人体无害。同时，人们在漫长的生活实践中，逐步适应了六气的变化，故六气在正常情况下不至于危害人体。只有当气候异常变化，如发生太过与不及，或非其时而有其气，或人体的正气不足、抵抗力下降等情况时，六气即为致病因素，侵犯人体发生疾病，这种情况下的六气，叫"六淫"。淫，有太过和浸淫之意。

人的面部终年暴露在外，饱经风霜，受尽寒暑。每当气候骤变，或应温反寒，或本寒反热，或身体虚弱，抵抗力下降，则面部首当其冲。所以，六淫是外感疾病的主要致病因素。六淫之邪侵袭经络，影响气血运行而引起皮肤疾病（只是其致病没有六淫所致疾病的明显季节性，疾病深入侵害脏腑的可能性比其他疾病要小得多）。《素问·生气通天论》即指出"汗出见湿，乃生痤痱"，说明汗后复被湿邪侵袭，郁于皮肤，可发生痤痱。《素问·热论》说"脾热病者，鼻先赤"，即脾经湿热上熏于肺所致。痤疮和酒渣鼻都是影响美容的疾病。中医学在 2000 年前就认识到它们的病因，是非常可贵的，这种认识对后世乃至现代治疗这两种疾病都具有重要的指导意义。如外用治疗痤疮、流传甚广、疗效确切的颠倒散，由硫黄和大黄组成，其中硫黄即有较强的燥湿杀虫之力。

六淫之中，于美容危害最甚的是风邪。"风者，百病之始生也"（《素问·骨空论》），常为外邪致病的先导。颜面、须发、眼耳、鼻诸器官均暴露在人体上部，所以，在人体正气亏虚之际，这些部位最易受风邪的侵袭而生病，《神巧万全方》中说："头面者，诸阳之会，血气既衰，则风邪易伤，故头病则或生恶疮，或生秃疮，面则有黯、疮痣、粉刺、酒糟之属。"《普济方》也指出："夫风邪入于经络，血气凝滞，肌肉弗泽，发为疣目。"正因为如此，在美容方剂中，不管内服外用方，多配伍祛风药，如白芷、藁本、僵蚕、蔓荆子等均为常用之品，针灸治疗也多取曲池、合谷以祛风。

寒、热、湿之邪多依附风邪形成风寒、风热、风湿等侵袭人体，但也可单独为患，引起损害容颜的疾病。风热外搏，火热郁于孙络，可导致雀斑；外感风热毒气，可引发面疮；肺经被风热郁于皮肤，可致发根疏松而脱发；湿热郁于皮下，可手耳生冻疮。根据这些病因，在治疗时常采取疏风散寒、祛风除湿、清热除湿、行气活血、清利湿热、温经散寒、清热解毒等法治疗。

脏腑功能失调所产生的化风、化寒、化湿、化燥、化火等内在病理反应，其临床表现与风、寒、湿、热的致病特点和证候相类似，唯究其致病原因不是外来之邪而是机体内在的某些病理状态，称"内生五邪"。内生五邪对美容影响最大的莫过于内湿、内寒、内热、内燥，如肾水不足，无从上注于肺，引起肺燥，因肺主皮毛，肺燥皮毛无以滋养，则毛发干燥少光润，皮肤干涩不适。前面提到的脾热病者，鼻先赤，也是由于脾有热邪而致酒渣鼻。肝肾阴血亏虚，水不制火，血弱不能外荣于肌肤，火燥结成鼾黑斑。情志失调，气机不畅，气郁化火，可引起面如雀卵色。更有肾阳失调，寒湿内生，浸淫皮肤者，可致毛发脱落，须眉不茂。嗜食辛辣，或过食肥甘，饮酒过多，酿生湿热，上熏于面，亦可发生痤疮。对内生五邪所致损容疾病的治疗，仍离不开散寒、清热、化湿、润燥之法，但对久病及血络，引起血滞、血瘀者，还当注意行气活血通络，如《医宗金鉴》内服治酒渣鼻的凉血四物汤，用当归、川芎、赤芍、生地黄养血活血，加红花、五灵脂增强活血之力，用黄芩、赤芍清热凉血组方，治疗酒渣鼻可谓对症。

火热之邪均为阳盛所生，故火热常常混称。凡火皆向上窜动，故火热之邪有炎上的特点，其致病部位多在人体的头面部，且常外受热邪，内蕴火热，合而为病。可以这样说，面部所患的疾病，几乎都与火热之邪有关。如肺胃积热，上熏于面，复受风寒，血行不畅，瘀结凝滞，可发生酒渣鼻；若肺经郁热，外受风寒之邪，或用冷水洗面，以致热血凝滞，结于颜面，则可长粉刺；如肝胆本有血热，又外感风热之邪，二邪相合，热极化毒，蕴阻于皮肤，则可导致扁平疣的发生；如肝肾阴精亏虚，水不制火，血虚不能外荣于肌肤，火燥结成斑黑，色枯不泽，可以引起面部鼾黑斑；如情志过激，气机不畅，郁而化火，再加风热毒气而生面疮，疮愈而热毒滞留，郁于血脉之中，则可导致面部瘢痕。

《素问·至真要大论》曰："热淫所胜，怫热至，火行其政。民病胸中烦热，嗌干，右胠满，皮肤痛，寒热，咳喘。……火淫所胜，则温气流行，金政不平。民病头痛，发热恶寒而白疟，热上，皮肤痛；……燥淫所胜，则木乃晚荣，草乃晚生，筋骨内变。……疡疮痤痈，蛰虫来见，病本于肝。……寒淫所胜，则寒气反至，水且冰，血变于中，发为痈疡。"可知，六淫主要通过侵袭人体皮肤，使气血失和，津液不行，血液凝滞，而导致各种影响损美疾病的发生。人每时每刻都生活在大自然之中，一方面要强身健体，提高抵御外邪的能力，做到正气存内；另一方面，还要谨遵"虚邪贼风，避之有时"的古训，做到季节、气候变化时，及时添减衣服，不在或少在酷暑、严寒、大风之下工作，从而预防面部疾病的发生，保持面部皮肤健美。

（四）脏腑盛衰

皮肤是五脏的镜子，它能反映脏腑气血盛衰和功能的正常与否，换句话说，五脏气血的盛衰，功能的正常与否直接关系到皮肤的荣枯，而五脏与皮肤的关系主要通过经脉、阳气、阴血和津液等与面部的联系体现出来，五脏通过经络，将阳气、阴血、津液运送和散布于面，滋补润养皮肤，抗御外邪的侵袭，从而使面部荣润，容貌不枯。随着人的年龄增长，五脏六腑、十二经脉开始由盛而衰，故腠理疏松，颜容渐衰，须发渐白。面部不同的部位和颜色也分属五脏：左颊属肝，右颊属肺，头额属心，下颏属肾，鼻属脾。心色赤，肺色白，肝色青，脾色黄，肾色黑。

1. 心

心与面容的关系主要在于心能推动血液运行，滋养面部皮肤，使面部红润光泽。心主血脉，有推动血液在脉管内运行的作用。由于面部的血液分布较为丰富，所以，心的功能正常与否，与面部容颜的荣润关系极大。如心气旺盛，血脉充盈通畅，则面部皮肤有血液的滋养而面色红润，富有光泽，即所谓"其华在面"；如果心气不足，心血亏少，则面部血供不足，皮肤得不到足够的滋养而面色枯槁晦暗。如果心血失之过多，则面白如纸，如《灵枢·决气》所说："血脱者，色白，夭然不泽。"

2. 肺

肺与美容的关系在于肺的主气功能和宣发卫气，让津液输布全身，起温润肌腠皮肤的作用。肺主气，指人体上下表里之气均为肺所主管，尤其是卫气与肺的关系更为密切。卫气能温煦肌肉，充实皮肤，滋养腠理，调节汗孔的开闭。皮肤是机体对外界气候变化最敏感的组织，而终年暴露于外的面部皮肤更是如此。因此，面部皮肤更需要卫气的温煦、充实、滋养。故肺主气及宣发功能正常，则能将卫气宣布于体表肌肤，使肌肉开解通利，皮肤柔和润泽，腠理细致紧密，从而使皮肤能够适应外界的气候变化，防止外邪的侵袭，这一作用在美容中具有非常重要的意义。津液，即人体正常水液的总称，是人体重要的物质之一。津液由肺宣发布散于全身，具有滋润皮肤毛发、滑利关节、润养孔窍，充养骨髓和脑髓的作用。肺的宣发功能正常，则可宣发津液于皮肤，使皮肤润泽；反之，则如《内经》所说的那样："肺气弗营，则皮毛焦，皮毛焦则津液去；津液去……则皮枯毛折。"

3. 脾

脾与美容的关系主要体现在脾能将水谷化生为气血，滋养荣润皮肤。脾主运化，表现其一是能将水谷消化吸收，变化为维持人体生命、滋养皮肤的必需品——气血，只有脾运化水谷功能正常，源源不断地化生气血，生命才得以维持，皮肤才得以滋养，人才能精神抖擞，容光焕发。反之，脾运障碍，气血不足，不能荣润于颜面，必精神萎靡，面色萎黄，或色如尘垢，枯暗无华。其二，脾能运化水湿。如果脾运化水湿的功能失常，水湿停聚于体内，久则化热，湿热上冲熏于面，可导致痤疮、酒渣鼻等面部疾病的发生，从而影响面部美容。脾主运化还可将水谷中的营养物质输送到全身肌肉中去，使肌肉发达丰满。如果脾主运化功能失常，肌肉缺乏水谷营养物质的滋养，则会出现萎弱，从而使面部过早地出现皱纹，肌肤失去润泽，面色晦暗，皮肤粗糙。

4. 肝

肝与美容的关系主要在于肝有疏泄藏血功能，体现在贮藏血液和调节血流量的作用。肝功能正常，则面部血液供养丰富而面色红润。但肝所藏之血，必须靠其疏泄气机，推动血液运行，才不至于瘀滞。若藏血不足，则面部皮肤缺少血液的滋养而表现出面色不华。若肝的疏泄功能失常，血液瘀滞于面，则出现面青目黑或黄褐斑而影响面容。肝主疏泄的功能还表现在调节情志方面。只有肝主疏泄功能正常、气机调畅，人才能心情舒畅，笑口常开，青春常驻；反之，肝失疏泄，气机不调则郁郁不乐，愁眉苦脸，久则过早出现面部皱纹。

5. 肾

肾与美容的关系集中表现在肾主藏精化气而滋养皮肤。肾既能藏先天父母之精，又能"受五脏之精而藏之"。精是构成人体的基本物质。它能化生肾气，温煦五脏，使五脏功能正常，气血旺盛。因此，人的发育与衰老，关键在于肾气的盛衰。五脏功能的正常与否，气血的盈亏，与肾的藏精功能息息相关。故肾精充足、肾气旺盛是五脏功能正常、气血充盛、延年驻颜、容貌不枯的根本保证。肾气不足，肾之本色上泛于面部皮肤，可导致面部黑褐。若阴虚水亏不能制火，火邪郁结于面部皮肤，可导致面部雀斑、黑变病的发生。若肾精早亏，肾气先损，势必影响五脏化生气血的功能，出现面色黧黑，未老先衰。

五脏功能正常在延缓容颜衰老方面有着至关重要的作用。因此，不能忽略保持五脏功能正常、气血充盛这个根本的美容方法。

（五）气血功能异常

1. 气

气是构成人体和维持人体生命活动的最基本物质。人体的气是通过肺、脾胃和肾等脏器生理功能的综合作用，将来源于禀受父母的先天精气、饭食物中的水谷精气和存在于自然界的清气三者结合而生成。气血功能异常主要包括以下几种。

（1）推动不力：气是具有很强活力的精微物质，它对各组织的生理活动起推动和激发作用，特别是气推动血液在脉管中运行，对于营养颜面、滋养眼睛和毛发起着主要作用。没有气的推动，血液就不能运行，毛发就要焦枯，眼睛就不能视物，颜面就会出现瘀斑，全身就疲乏无力，甚至上眼睑下垂。

（2）温煦失常：气是人体热量的来源，特别是血和津液等液态物质，要靠气的温煦作用，维持正常的循环运行。如气聚不散，郁而化热上冲，则出现口气臭秽，舌、颜面生疮。

（3）防御不当：气可护卫肌表，防御外邪侵袭。如气虚，外邪从皮肤和口鼻侵入机体，可导致皮肤口鼻产生疾病，影响美容。

（4）气化减弱：气的运动可产生各种变化，精、血、津液之间相互转化，均依赖气化作用而完成。如将饮食物转化成水谷之精气，再化生血；将水液经过代谢，转化成尿液和汗液。如气化作用减弱，水液代谢失常，水泛眼睑，则见眼胞肿胀如卧蚕；气化作用减弱，血液不能化生，则面部失濡而苍白无华。

2. 血

血是构成人体和维持人体生命活动的基本物质之一。人体所摄入的食物，经脾胃消化吸收后生成营气和津液，营养通过肺的作用，化生为血。血生成后，能营养和滋润全身。血在脉中循行，内至脏腑，不断地对脏腑组织器官起着营养和滋润作用，以维持正常的生理功能，表现在面色红润，肌肉丰满壮实，皮肤和毛发润泽等。

血的化生、运行、营养和滋润，必须依赖气的推动、温煦和气化作用才能完成，所以，气血的关系十分密切，常气血并称，在美容疾病的治疗上亦气血共治。特别是外用药物美容品，为了达到面色红活荣润的目的，多用行气活血之品，如川芎、红花、赤芍、郁金、姜黄等。按摩美容也是为了促进气血运行，使器官得到滋润濡养。药酒美容，取酒行气活血助颜之势。对于酒渣鼻、白癜风、脱发、结节型痤疮、冻耳冻手亦多佐以行气活血之品，以帮助血行，促进疾病早日愈合。而内服则多从补血养血着手，常选当归、熟地黄、白芍、紫河车等药物，使血液充足，营养全身皮肤毛窍，使身体健壮，容颜常驻。

（六）饮食失宜

饮食不仅为人体提供营养物质，而且对维持美貌起着重要作用。饮和食是机体摄取水谷精微、维持生命活动的必要条件。但饮食失宜又是导致容貌致变的重要原因之一。中医很早就认识到饮食与容颜的关系，并利用饮食美容。酒是最早的美容食物。由于酒有悦口之味，扑鼻之香，又有兴奋性，能通行血脉，服后红光满面。商代，管子认识到饮食不节的人，面容要受到影响。《吕氏春秋》则指出了饮水和容颜的关系。秦汉时代，《神农本草经》则指出许多有美容作用的食物，如龙眼肉、黑芝麻、人乳、大枣、蜂蜜等。《素问·生气通天论》中说："味过于辛，筋脉沮弛，精神乃央。是故谨和五味，骨正筋柔，气血以流，腠理以密，如是则骨气以精，谨道如法，长有天命。"指出地域不同，人们的生活习惯不同，面部皮肤的粗细、颜色就不同。并指出饮食五味太过，可通过损伤五脏而影响美容。东汉著名养生家封君达，"年百岁，视之如三十许人"，其养颜益寿方法之一就是"食欲常少……去肥浓，节咸酸"。故饮食与美容有着非常密切的关系，而饮食又是人们一日三餐必须接触的，充分认识饮食对美容的作用并加以利用，寓美容于日常生活中，是切实可行的。饮食之于美容，主要表现在饮食失常、饮食偏嗜两个方面，而由于脾主运化水谷精微，胃主受纳腐熟水谷，故饮食不宜首先影响脾胃功能，影响气血生化、水湿运行而损美。

1. 饮食偏嗜

饮食宜杂，什么营养成分都吃，才能起到全面营养人体的作用。过多、长期食用某一种食物或只偏食某一种或几种食物即是偏嗜，主要引起部分营养物缺乏或部分营养物过剩，导致机体偏盛偏衰，从而致容貌外形受伤。食物同药物一样，具有寒、热、温、凉（平）四气和酸、苦、甘、辛、咸五味，并具有一定防病治病、养生保健的功用，但是，也可以因其性味偏颇而使身体受影响。如煎炸之品性多燥热，多食则易燥火动热而引起痤疮、雀斑等；油腻黏滑食品多具湿热之性，多食易致湿热上熏，引起酒渣鼻。同样的道理，如果长期偏嗜某一气味的食物，也会引起脏腑功能失去平衡，导致疾病，影响美容。最典型的例子是过食甜食、高脂油腻饮食导致肥胖、痤疮，缺黑色饮食导致须发早白。古人早就提出饮食六宜，即食宜早、食宜缓、食宜少、食宜淡、食宜暖、食宜软。当今社会，还应加上食宜杂、食宜粗（粗粮），以综合营养，平衡阴阳、协调脏腑。古人有"饮伤"之病，指长期嗜饮某种浆水、酒类，以致湿阻中焦，影响脾胃，气血耗伤，酿成聚积劳伤之病。

2.饮食失常

饮食失常，指饮食失去常规，饥饱不适当。饮食以适量为宜，饥饱失常就会发生疾病，包括过饥、过饱、无时三个内容。无时，指饮食没有时间规律，不按时进餐。脾胃的消化吸收有一定时间规律，所以《吕氏春秋》中说"食能以时，身必无灾"。不按时饮食，脾当运不运，胃应降而不降，久之，脾胃功能将因之紊乱，影响气血生化、水湿转运，后天不保，则面瘦肤黄胞肿神差。过饥，则摄食不足，以致气血生化之源缺乏，气血得不到足够的补充，久之则衰败为病。同时，气血衰则正气虚弱，抵御外邪之力下降，百病由之而生。正如陈自明在《妇人大全良方》中指出的"食既不充，荣卫凝涩，肌肤黄燥，面不光泽"。

（七）经脉功能异常

经脉与美容的关系，主要在于经脉能运行气血、润养容颜。十四条经脉，在外基本上覆盖人体体表；在内和身体五脏六腑密切相连，互相贯穿、交叉。这些经络，其主干或分支直接在面部循行的就有手阳明大肠经、足阳明胃经、手少阴心经、手太阳小肠经、足太阳膀胱经、手少阳三焦经、足少阳胆经、足厥阴肝经、督脉和任脉共十条经脉。手太阴肺经的经脉虽不与面部直接发生关系，但肺主皮毛，人体皮肤、毛发润泽荣枯和肺有密切的联系。足太阴脾经的经脉也不直接循行面部，但脾主升发，气血的生成又必须靠脾的生化，面部的荣枯直接依赖气血的供养。足少阴肾经不通过面部，但肾"其华在发"，头发的荣枯直接反映了肾中精气的充足与否。肾中精气还能通过濡养五脏而影响面部的色泽。肾中阳气不足，水气上泛，面部晦涩无光；肾阴亏虚，面部憔悴无华。所以，面部和肾也有密切的关系。

经络广泛布于人体，是运行全身气血、联络脏腑肢节、沟通上下内外的通路，凡人体营卫出入、气血流通、津液运化、气机升降等无不通过经络之路径而实现。对于美容来说，经络具有联系输送、防御保健、治疗三大作用。经络能使面容保持荣润、红活、细腻，和其运行作用是分不开的。运行作用保证了面部新陈代谢的需要，面部只有得到气血的濡养，才能光泽红润。经络直接行于体表，运行气血充盈于各组织，在卫气的作用下，阻止外界致病因素侵袭，保护皮肤使营养充盛，百病不生，此为经络的保健作用。经络推动气血的运行，使气血充盈于面部，而气本身有防御功能，能阻止外界致病因素侵袭，保护皮肤。没有外邪的侵犯，面部皮肤才能调柔荣润。

表里内外、四肢百节、五官孔窍、脏腑筋膜以及经络互相之间联系在一起，借助经气的推动，把营养物质源源不断地运送到全身各个部位，以保证器官的新陈代谢需要，这是经络的联系输送作用，利用这种作用，通过耳穴可减肥、美容颜面、治疗头屑。

经络既是联系身体各组织的通道，又运行营养物于组织，所以经络发生病变，必然影响各器官，而各器官发生病变，亦通过经络反映出来，故可通过刺激经络、疏通经络气机以治疗某些疾病，达到美容目的，这是经络的治疗作用。如面色青黑，刺激肝经有关穴位以解郁活血；面生粉刺，泻肺经穴以宣肺清热；牙齿松动，按摩肾经穴以固齿，就是经络治疗作用的具体体现。

根据经络在美容方面的三大作用，确定了疏通经络、运行气血、增强经络之气等美容原则，在针灸美容、按摩美容、气功美容和外用药物美容中予以广泛运用，取得了较好的美容效果。

（八）劳逸所伤

劳动和享逸（休息、恢复体力）是人类赖以生存，保持健康的基本条件，华佗早就说过，人体欲得劳动，但不得使极耳。过劳则筋骨懈惰。所以，饮食要有节制，劳逸要适度，否则会直接影响到容颜，或使产生疾病。

劳逸不当，包括过劳、过逸、不劳、不逸四种情况。正常劳动和正常的思考忧虑，有助于气血流通、心肾相交、机体修复、脏腑协调、增强体力，不会致病，只有在过度的情况下才能成为致病因素。

人不能贪图富贵享逸，完全不参加劳动和锻炼，会使气血运行不畅，脾胃功能呆滞、机体抵抗力降低，可引起乏力、困倦、神疲。《素问·举痛论》说"劳则气耗"，过劳则耗气，气少力衰，四肢困倦，懒于言语，精神疲惫，于貌不美，是"无神"之貌。若思虑太过，阴血暗耗，心神失养，又出现心悸健忘，失眠多梦，目光呆滞，瞳神无光，也是"失神"之貌。虚损于生活之中，感邪在不意之时，劳逸不适，甚至会导致全身病变，而不仅仅是美容的问题。

早婚、房事过度、妇女妊育过多等因素，可导致肾精耗伤、肾气亏损，导致身体衰弱，而致外邪入侵。肾精不足，面色憔悴无华，骨髓空虚，背曲肩随；肾气不足，水液不能正常散布，水成湿引起皮肤质量改变。

（九）环境因素致病

人必须生活在大自然中，所以要求人与人之间、人与社会之间、人与自然之间的关系友好和谐。大量及大范围破坏环境，不只引起自然报复人类，也通过环境改变，导致损美性疾病发生。环境改变，自然条件恶劣，各种灾害增加，火灾、沙尘、水患导致气候变化，影响皮肤健康；各种毒蛇、疯犬、禽毒、兽害、蝎虫蜈蚣等咬伤，可直接导致皮肤病。最常见的是有些人因禀赋不耐，接触某些物质，如尘螨、毛、漆、毛虫、染料、装修涂料及某些药品时，引起多种皮肤损害，轻则出现红斑、丘疹、水疱，重则出现大疱、脓疱、风团，甚或溃烂坏死，如漆疮、药毒等。

二、发病

对损害容貌性皮肤病发病机理的研究，是探讨衰老的机制和损美性皮肤病发生、发展、变化的规律，揭示疾病的本质。

（一）脏腑功能失调是发病的前提

在正常情况下，如果脏腑功能正常，人是不发病的。只有在脏腑功能失调的情况下才会导致疾病。

1. 正气不足是发病的内因

皮肤病的发生与否，与正气的盛衰有密切关系，阴平阳秘，脏腑功能正常，气血充盛，卫外固守，即使六淫外袭，也不一定发病，此即"正气存内，邪不可干"。只有在人体气血相对虚弱，卫外不固，功能失调，抗邪无力的情况下，邪气才能乘虚而入，引发疾病。这里的正气，包括了所有脏腑经络之气。

2. 功能衰退是面容衰老的基础

人为什么会衰老，这是一个几千年探讨的问题，而追寻长生不老、永葆青春，可以说是每一个人的梦想。《素问·至真要大论》早有论述，认为女子面始焦、面皆焦是阳明（胃肠）不足，手阳明属大肠，足阳明属胃，胃和脾相表里，所以古人许多美容验方是从脾胃入手。脾胃功能不衰，气血生化有源，则面容可葆青春，大肠功能顺畅，毒素得排，则面色有华。因为脾为后天之本，主运化，转运输送，消化吸收水谷精微，以灌溉四旁和布散全身。脾的运化水谷精微功能旺盛则机体的消化吸收功能才能健全，才能化生为精、气、血、津液，脏腑、四肢、百骸才能得到充分的营养。

3. 脏腑气机不顺是发病诱因

一旦脏腑气机失调，代谢紊乱，则可引起损美性疾病，如精神抑郁急躁，肝胆疏泄失职，影响降浊化脂功能，则形成肥胖。古代常有所欲不遂，不吃不喝，体瘦如柴，形销骨立者，也是一种损美性疾病，是因为肝气不顺，瘀滞于内，影响脾胃功能，导致水谷精微不能吸收。

（二）气血失和是发病的关键

气有卫外、固摄、运化、温煦等功能，所以一旦人体的"气"出现疾病，如气虚、气阻、气逆、气乱，即使没有感染外邪，也会生病，如果再加外邪入侵，则必病无疑。血之病，表现在血寒、血热、血虚、血瘀。血有濡养、滋润之功，皮肤的营养全靠血液，颜色红润也全靠血液。失血、血虚必面色苍白，容易疲惫。

气血失和的发病机制，是气血的关系发生改变，盖气属阳，血属阴，气能生血、气能行血、气能摄血、血为气母，在正常生理情况下，气血阴阳是相对平衡的，反之，则如《素问·调经论》所说"血气不和，百病乃变化而生"。如气不能生血，则无血以荣肤；血不养肝、肝筋外露，易生扁瘊；气不行血，则虽有血而无以润肤，而必肌肤甲错。

（三）皮肤形体是发病的外在表现

皮肤是人体的最外层，也是人体最大的器官，中医认为"有诸内必形诸外"，故皮肤的变化常反映内脏的变化，而皮肤疾病也只是内脏疾病的一种外在表现，上面我们已经谈到脏腑衰退是损美性疾病发生的基础，气血失和是损美性疾病发生的关键，而皮肤的变化，只不过是脏腑功能、气血关系的外在表现，这是因为皮肤最大，覆于体表，它本身的变化反映了内脏气血的功能，气血在皮肤运行，故皮肤能反映气血变化。如常见的损美性疾病粉刺，是肺热、相火过旺、脾肾湿热等在面部皮肤的表现；黄褐斑，是肝郁血瘀，脾虚湿泛、肾水上泛在面部的表现；面焦发白，是三阳阳脉络气不旺的表现；现代常见的肥胖症，也有一个很重要的病因，就是脾虚痰湿。

第二节 临床诊法和临床辨证

中医美容诊疗疾病的特点是辨病与辨证相结合，先辨病，后辨证。辨病是辨识具体的疾病，任何疾病都有一定的临床特点，其发生、发展及转归、预后也有一定规律。辨证是在中医辨证理论指导下，运用正确的思维方法和"四诊"来收集与疾病有关的临床资料，然后依据八纲辨证、脏象学说、病邪学说、经络学说等进行综合分析归纳，进而对其病因、病位、病变机理、功能状态及演变趋势等做出综合性的评定，从而得出一个证的概念。

一、四诊

四诊指望、闻、问、切四种诊察疾病的方法，是诊断疾病的重要手段。四诊的内容虽有不同，但彼此之间是互相联系而不可分割的，必须互相参合，进行综合分析，方能对疾病做出正确的诊断和辨证。

（一）望诊

望诊是医生通过观察病人的神、色、形、态以及舌象等方面的异常变化来诊察病情的方法。中医美容注重整体，将容颜与脏腑、经络、气血紧密联结，中医认为人是一个有机的整体，颜面五官、须发爪甲只是整体的一部分，故要得到局部的美，必先求整体的阴阳平衡、脏腑安定、经络通畅、气血流通。美容望诊，主要观察病员的神气、面色、形体、毛发、指甲、舌（舌苔、舌质）。

1. 望神

神，广义指机体物质和功能状况的外露征象，是生命活动的综合反映。狭义指人的精神、意识、思维活动。望神是通过观察人体生命活动的整体表现来判断病情轻重、预后善恶，中医有谓"得神者昌，失神者亡"。望神包括望气色和眼神。

得神指面色红润，目有精彩，顾盼灵活，神情安和，语言清亮，思维有序，反应灵敏，体态自然，气息平稳，大小便调匀。提示正气充足，脏腑功能未衰，病情较轻，预后良好。

少神指面色少华，精神不振，动作迟缓，饮食不佳，多为正气轻度损伤，或体质虚弱。失神指面色晦暗，目光无神，反应迟钝，精神萎靡，表情淡漠或昏迷，在眼神、神色、神情、神态等方面明显异常。提示五脏精气衰败，病情危重。

神气失调的表现是抑郁烦躁。肝气郁结者可见神情暗淡抑郁，蹙眉不展，纳差胸闷，面无光泽。而心情烦躁，精神不安，坐卧不宁多由邪热客于心肺或阴虚火旺所致。

2. 望色

望色指观面色和身体部皮肤色的变化来了解病情的方法。根据五行学说和脏象理论，五色变化反映相应脏腑的功能和亏盈。《素问·脉要精微论》有云："夫精明五色者，气之华也。"此外，病邪的性质和病变的部位也能通过面部以及其他肌肤的色泽而有所反映。望色以面部气色为主，兼顾肤色、目睛、爪甲等部位的观察。

常色指正常人的面色与肤色，因种族或体质禀赋不同有异。常色又有主色和客色之分，主色指由禀赋所致、终生不变的色泽。客色指受季节气候、生活环境、情绪及运动等影响而出现的气色的暂时性改变。黄种人健康的面色应当是红黄隐隐、明润含蓄。

病色指疾病过程中出现的异常色泽。根据色泽的变化，又可以分为善色和恶色。善色系五色虽出现异常变化，但尚且明润含蓄；而恶色指五色晦暗枯槁，或病重反见鲜明暴露之色。前者提示病情较轻，大多预后良好；后者提示五脏精气衰败，病情危重，预后不良。同时，由善转恶，提示病情趋危；反之，病情向愈。

五色的变化有青、赤、黄、白、黑，主要反映主病、病位、病邪的性质等。

青色主寒、痛、气滞、血瘀和惊风等。青色主要为气血运行不畅所致，如寒甚可致经脉拘急，阻碍气血运行导致肤色青紫；阳气不足，不能温运血脉，运行迟缓或气机壅滞，出现青色。

赤色主热。赤色为血液充盈皮肤脉络所致，血得热行，充盈脉络，因此热证多见赤色。但有虚实之分，实证常有满面通红，虚证面赤多在久病后出现，多是阴虚内热，虚火上炎，如午后两颧潮红。

黄色主脾虚、湿。脾胃气虚，生化不足，肌肤失养，面色萎黄；或脾虚运化失司，水湿失于宣化，面色黄胖；湿热蕴结，熏蒸肝胆，胆汁外溢肌肤，面目俱黄。黄疸色鲜明为湿热，亦称阳黄；黄而晦暗属于寒湿，亦称阴黄；发病急骤，身目深黄，伴高热神昏等，称为急黄或瘟黄，为感受时行疫疠所致。此外，痰、脓液、带下等排出物色黄，多属热象。

白色主虚、寒。白色为气血不荣之候。气血虚衰，不能上荣于面；或失血耗气，血脉不充；或外寒侵袭，皆可使肤色发白。面色白而虚浮称为㿠白；面色淡而无华，口唇、爪甲无血色为血虚之象；排出物清澈淡白，多属寒象。

黑色主肾虚、水饮、瘀血和寒证。黑色为阴寒水盛之色，也为足少阴肾经本色。阳虚水泛，或阴寒内盛，或肾精亏耗，或瘀血内停，都可见黑色。

3. 望皮肤

（1）皮肤性质分为中性皮肤、干性皮肤、油性皮肤和敏感皮肤等。

◎中性皮肤：皮肤红润，富有光泽，不油腻、不干燥，皮肤细腻光滑，富有弹性，厚度适中饱满，无粗大毛孔，较为耐晒，对气候变化不敏感，较少生雀斑、黄褐斑、痤疮等皮肤疾患。中性皮肤多见于尚未发育成熟的少年男女和身体健康的成年人，是阴阳平衡、五脏协调、气血畅达、七情平稳、饮食合理、二便通畅的表现。

◎干性皮肤：肤色或淡或暗，皮纹细腻，缺乏弹性和光泽，皮肤较薄而干燥，易产生皱纹及皲裂，不耐风吹日晒，易生色斑及过敏，形体常偏瘦。多见于女性，是皮肤失养的表现。属气血虚弱者，可见面色㿠白或萎黄，毛发黄软，神疲乏力，易于感冒，食欲不振，大便溏。属气滞血瘀者，可见肤色偏暗，形容憔悴，月经不调，易生色斑，舌生瘀斑。属阴虚火旺者，可见面色晦暗干燥，形体消瘦，性情急躁，口干咽燥，手足心热，大便干结，小便偏黄，口唇偏红，舌体偏小。

◎油性皮肤：肤色常偏深，皮肤较厚，弹性良好，皱纹较少，皮脂分泌多，毛孔粗大，尤以额、鼻、颏T字部位最为明显，皮肤粗腻不爽，毛囊口有时会形成白头或黑头粉刺，易生痤疮，多见于素体脾胃健运、身体健康者。如喜食香浓味厚之品，痰湿内蕴，脾胃湿热引起者，可见皮肤垢腻不洁，食量大，口臭、体臭，口腔反复溃疡，腹胀便秘，带下黄。情绪压抑，肝气郁结者，可见口干口苦，胸胁胀满，食欲缺乏，月经不调，面有色斑。此外，精神紧张或情绪激动时也会使皮脂分泌增多。

◎敏感皮肤：皮肤干燥或油腻，粗糙瘙痒，怕风怕晒，易痒易痛，多属过敏性体质，有哮喘、过敏性鼻炎、湿疹等过敏性疾病的家族史。外因与季节变化及致敏性物质有关，常春季加重或发病，引起过敏的物质大多是美发护发用品、护肤品、色彩化妆品、洗涤用品、各种挥发性物质、光敏性物质、花粉、昆虫等。内因除了体质因素，尚与饮食失节、多食辛辣刺激腥发动风之物、嗜酒、大便秘结不通等有关。脾胃湿热者，兼见皮肤油腻不爽，舌红苔黄腻；脾胃虚弱者，兼见形体瘦削，皮肤较薄而干燥，血管显露，肤色偏暗，舌淡苔白。

（2）皮肤损害包括脱屑、风疹、皮肤皲裂、皮肤萎缩、皮肤瘢痕、皮肤肥厚、皮肤红斑、皮肤紫斑、皮肤白斑、皮肤褐斑、皮肤黑斑、肌肤甲错、痤疮、皮肤疣等。

◎脱屑：又称皮屑或鳞屑，是皮肤表面脱落的残片。皮屑是皮肤新陈代谢的产物，少量脱屑是生理现象。病理性脱屑分干性和油性两种。干性脱屑属血虚风燥者，可见皮屑细小干燥而色白，层层脱落，鳞屑附于浅红色斑片之上，皮肤干燥，夏轻冬重，多因先天禀赋不足，后天脾胃失养，肌肤不润所致；属血热风燥者，可见皮损为淡红色斑块，发展较慢，表面皮屑不多，附着较紧，呈多层性，搔之表面易剥离，底层附着紧密，剥之有点状出血，基底潮红明显，皮肤干燥，大便秘结，多因素体阳盛，或五志化火，心肝蕴热，郁于血分，蒸灼血分所致。油性脱屑多属湿热，皮疹呈大小不等的红色斑块，或早期为坚硬的毛囊性丘疹，肤色如常，油性皮肤，夏轻冬重，皮屑油腻或结成灰色厚痂皮，痂下有轻度渗出，或表面湿润，有时起脓疱，融合成片状，常伴有臭味，多因恣食肥甘，湿热内蕴，郁久成毒，浸淫肌肤而然。以上诸种脱屑，病程长者常有瘀血和内燥。瘀血者皮损较厚，呈暗红色斑块，多因气血虚弱，运行无力而然；内燥津液不布者，皮肤广泛干燥粗糙，多为毛囊性角化性丘疹，冬重夏轻，多因脾伤不能为胃行其津液所致。

◎风疹：又称"风团""风疙瘩""瘾疹"，是高出皮肤的斑丘疹，常呈团块样局限性水肿或融连成片状，突发突退，常不留痕迹。风热者，皮疹呈红色或粉红色，遇热加重，遇冷缓解，挟湿者可有小水疱。风寒者，皮疹呈粉红色或白色，常以身体暴露部位较为突出，遇冷加剧，得热则缓。血热者，皮疹色鲜红，融合成片状，甚痒，或先感皮肤灼热刺痒，抓之随起疹块。肠胃积热者，兼见肠胃不适，腹胀便秘，小便短赤，多因饮食失节，胃肠积热，内不得疏泄，外不得宣通，郁于皮肤之间而发。气血虚弱者，皮疹色淡，时发时止，劳累后加重，常见于脾胃虚弱，气血不足，复感风邪，郁于腠理，不得透达。

◎皮肤皲裂：又称"皴裂"，指皮肤表面出现大小不一、深浅不等的裂隙。血虚风燥者，皮损常发生于手掌、手背、指尖、足跟等处，呈线状或沟状裂隙，伴有出血疼痛，皮肤干燥，寒冷季节加剧，气候转暖时可减轻或自愈，多见于船工、搬运工、渔夫、木工、瓦工、家庭主妇等，因经常摩擦、损伤、浸渍、触冒风寒所致。血热风燥者，皮损常发生于肘膝关节伸侧、腰背、臀部，初起为红斑，逐渐扩大融合，表面常有银白色皮屑，瘙痒，日久皮肤皲裂较大而深，疼痛出血，多因素体血热，外感风热，或多食辛辣刺激腥发动风之物。脾虚湿恋者，皮损多对称性发生于手心、足跖、手背、耳后、阴囊、腹股沟等处，皮损色暗肥厚，表面干燥脱屑，痛痒相兼，舌苔光剥，多因内外湿相合，郁于皮肤。湿毒浸淫者，皮损见于双侧手背、手掌、足掌、足跟、足侧、趾缝，初起见散在瘙痒小水疱，干燥后脱屑，融合成片，皮厚裂口，常伴有灰指甲。

◎皮肤萎缩：指皮肤光亮，较正常变薄，其表面纹理消失或异于正常。毒邪浸淫者，皮损浅红发亮呈圆形，正常纹理消失或有轻度皱纹，以颜面多见，其次见于胸背肩部，初期可有热毒脉证，多因感受日光热毒、梅毒或疫气。寒凝血瘀者，萎缩呈带状，开始在手足背，逐渐扩展至前臂或下肢胫前部，皮肤薄而光滑、凹陷，色浅灰或灰暗，摸之较硬，皮肤寒凉，系寒邪外袭，络脉阻滞，肌肤失养。气血虚弱者，多见于一侧面部皮肤萎缩、塌陷，明显变薄，失去正常纹理，乃肌肤失养所致。肝肾阴虚者，面部皮肤松弛，变薄，呈线条形萎缩，容易起大的皱褶，皮肤干燥，轻度脱屑，色灰褐或褐红，多见于中年人，未老先衰，面似老年，易伴发老年斑或血管瘤，多因久病缠绵或形乐志苦，繁劳负重，以致肝肾亏损，精血不足，肌肤失养，日渐萎缩。

◎皮肤瘢痕：指皮肤外伤愈合后组织增生，皮肉高突不平，呈蜈蚣状而言。好发于胸背部有破伤或受压迫的皮肤处，其他部位也可见，极少发生于健康皮肤，也称"蟹足肿"。瘀血阻滞者，瘢痕多见于金刃水火伤愈合后 3 ~ 6 个月，皮损逐渐高于皮面，较原损伤面积稍大，呈鲜红或暗红色，表面光滑，触之坚韧或有弹性，自觉痒痛相兼，发展缓慢，极少数日久可自行消退。湿热搏结者，多发生于金、刃、水、火、疔、疽、疮以及预防注射之后，皮损与伤口范围一致，肥厚发硬，表面皱褶，颜色淡红或正常，瘙痒，阴天尤甚，挠破后有少量渗液，多见于素禀湿热者。

◎皮肤肥厚：指皮肤表面局限性变厚干燥。脾虚血燥者，皮肤干燥瘙痒明显，表面呈暗红色，有脱屑，可有渗出，乃因禀赋不足，脾虚生湿，郁而化燥。血虚化燥者，皮肤粗糙肥厚，多发于颈部两侧或眼睑部，淡褐色，瘙痒。气滞血瘀者，皮色暗红，增厚明显，抓后有轻度渗出，多发生于皮肤受压迫部位。风湿蕴阻者，皮损色稍黑，呈斑块状，或融合成片，表面粗糙肥厚，多发生于四肢伸侧，阵发性瘙痒，入夜尤甚，乃风湿郁于肌肤不得宣泄。

◎皮肤红斑：凡皮肤上出现红色改变，平摊于皮上，抚之不碍手者，称之为"红斑"。阴虚火旺者，斑色鲜红如妆，呈钱币形或蝴蝶形，对称性分布于面颊、颧部、鼻部两侧、耳、口唇，头皮手背也可见到，兼见五心烦热，咽干口燥，目眩发落等，多因禀赋不足，五志化火，或烈日曝晒，热毒入里，燔灼营血。脾不统血者，常见于下肢，斑点淡红，病程长，反复发作，多因饮食不节，寒温不适，劳倦思虑或病后失于调养致伤脾脏。血热风燥者，发病较急，多见于肘膝关节伸侧、头皮、躯干，红色斑点上可有银白色鳞屑，层层剥离，伴心烦易怒，口干舌燥，大便干结，多因心绪烦忧，饮食失节，食腥发动风之品。风邪外束者，多发于春秋季，见于胸背上肢或腹部，先有一个母斑，逐渐增多，中有细小白屑，起病数日后，颈及膝部可猝见多数玫瑰红色斑点，大小不一，对称分布，瘙痒。风热伤营者，亦好发于春秋季，初起外感风热，不久于面部或手足背部见圆形红斑，边缘轻微隆起，中心略凹陷，有小水疱。湿热瘀滞者，常发生于颈前，偶见于双股及上臂，色鲜红伴梅核大小硬结，灼热疼痛，触之尤甚，腿足浮肿，行走不利，口中黏腻，腹胀纳呆，大便不爽，可因久居湿地，雨后湿蕴，或饮食失节，损伤脾胃，湿郁于热，湿热下注而然。

◎皮肤紫斑：指皮肤上出现斑点状的紫色改变，平摊于皮肤之上，抚之不碍手者。血热妄行者，以青少年多见，骤然发病，紫斑无定处，以小腿伸侧多见，可微突于皮面，压之不退色，分批出现，多因素有血热，兼感风邪，风热相搏，迫血妄行，或食腥发动风之品，禀赋不耐。湿热下注者常见于青年女性，多发于小腿或股部，伴梅核大小硬结，疼痛，周围可有轻度肿胀，硬结消退后多不留痕迹。脾不统血者，皮损紫暗平塌，反复发作，病程较长，凡劳倦思虑，久病体弱均是诱因。脾肾阳虚者，伴有形寒肢冷，大便溏薄，小便清长，面色㿠白，乃因火不生土，失于统摄而然。瘀血阻滞者，也叫"青记""紫印"，自幼或青春期发病，无明显诱因，有家族史，进展缓慢，无全身症状，可发于胸、背、腰、腹、四肢、颧、颞、前额或眼睑，紫斑上可有多毛或无毛。寒凝血滞者，好发于面部、鼻部、耳郭、手足背，多见于青年女性，冬重夏轻，局部可有痛感。

◎皮肤白斑：指皮肤出现点片状白色改变。气血失和者，皮肤突发乳白色圆形斑，逐渐扩展，中心可有点状肤色加深，边缘不整，界限清晰，进展缓慢，好发于面、颈、脐周、前阴等，可伴有情志抑郁，或烦躁易怒、失眠多梦、胁肋胀满、月经不调等。暑湿郁肤者，多在夏令，发于颈、腋、胸、背、四肢伸侧，皮损西瓜子大小，表面光亮，有痒感，有细糠样白屑。虫积白斑者，好发于小儿，多见于面部，大小如钱币，界限不清，上覆细糠样白屑，多因虫积内生，气血暗耗，故面色萎黄，生斑。

◎皮肤褐斑：指皮肤出现点片状褐色斑，不高出皮肤，抚之不碍手者，又称"鼾黑斑""黄褐斑""肝斑""妊娠斑""蝴蝶斑"。肝气郁结者，以目周为主，浅褐色，颜面、鼻周也可见，边缘不整，界限不清，伴见七情失调，烦躁易怒，胸胁胀满，月经不调，食欲缺乏。湿热内蕴者，褐斑范围较大，目周、口唇、鼻部、前额、面部均可见，界限不清，常伴皮肤油腻、脘闷、身重、苔腻，多因过食油腻肥甘、辛辣刺激之品而致。阴虚火旺者，多见于鼻、额、面颊部，伴五心烦热，头晕耳鸣等，多因忧心思虑，或房劳不节而致。

◎皮肤黑斑：指皮肤上出现点状、网状、片状的黑斑，平齐于皮肤，抚之不碍手者。黑斑较褐色斑重而浓，又称"面尘"。肝郁气滞严重者，可见黑斑。脾虚不运者，黑斑可见于面颊、前额、耳后、前臂、腋窝，成片出现，伴有纳呆神疲，腹胀便溏，舌有齿痕。肾阴不足者，黑斑多见于面颊、前额、颈、手背、前臂、脐等处，如针尖、粟粒大小。此外，尚有先天所生者，多发于单侧眼睑、颧、颞或颜面，边缘色淡而中间深，并可累及白睛，或初生儿腰背臀部，呈蓝色斑片，无自觉症状，为瘀血内停所致。

◎肌肤甲错：指皮肤发生局限或广泛的干燥粗糙，触之棘手，形似鱼鳞、蟾皮的变化。血虚风燥者，皮肤逐渐变成灰色，干燥粗糙如蛇皮，鳞屑呈污秽或灰白片状，抚之碍手，以四肢伸侧为甚，面部很少发生，夏轻冬重，伴有口干咽燥，汗液减少，舌淡少津，多自幼发生，禀赋不足，脾气虚弱，肌肤失养。血热风燥者，皮损初期为粟粒大小坚硬的丘疹，中有毳毛穿过，触之棘手，以后融合成片，基底潮红，多发于肘膝伸侧，甚则波及全身，皮肤干燥脱屑，伴有掌跖角化及皲裂，指甲增厚，轻度瘙痒，病程缓慢，多发于素禀血热之体，缘由心绪烦忧，五志化火，血热化燥生风而然。湿热阻络者，皮损多对称分布于颈项耳后颜面鼻周，甚至可达四肢及胸背中线，亦可明显地单侧分布，夏重冬轻，早期为坚硬的毛囊性丘疹，触之棘手，肤色如常，而后，其表面覆以油腻性灰褐色痂皮，数年后融合成疣状，常伴有恶臭，多因恣食辛辣刺激，香浓肥厚，致使湿热内蕴而然。津液不布者，皮肤广泛性粗糙，颈后、躯干、肘膝处有密集的毛囊性角化丘疹，触之坚硬棘手，常伴有两目干涩，视物昏花，冬重夏轻，舌淡津少，多因饥饱劳碌，思虑过度或五味偏嗜，伤及脾土，不能为胃行其津液。

◎痤疮：指发于颜面和胸背部的毛囊性红色丘疹，或黑头粉刺、脓疱、结节、囊肿等，又称"面疱""粉刺"。肺热者，颜面部有与毛囊一致的丘疹，可挤出白粉色脂栓，以鼻周多见，轻度发痒，常伴有口干鼻燥，大便干结，是因肺热郁积肌肤不得宣泄而然。胃热者，面部出油较多，毛孔粗大，口周皮损多明显，常伴有多食，口臭口干，便秘，喜冷食，是因脾胃积热郁于肌肤而然。血热者，以口鼻周围及两眉间较多皮疹，常有毛细血管扩张，遇热或情绪激动时，面部明显潮红，自觉有潮热，月经前加重，大便干燥，小便黄赤，多因情志抑郁，五志化火，热伏营血而然。热毒者，脓疱常见，炎症明显，此起彼伏，反复不断，脓疱消退后常留有凹陷性小瘢痕，形如橘皮，胸背部常被累及，多因肺热郁热，复感热毒，郁于肌肤而然。湿毒血瘀者，除丘疹脓疱外，常以结节囊肿为主，油性皮肤居多，愈后瘢痕较明显，多因形壮湿盛，复感毒邪，阻滞经络，气血不和而然。

皮肤疣：指皮肤表面的小赘生物，小如粟米，大如黄豆，表面光滑或粗糙，形如帽针头或花蕊，呈正常肤色或淡褐色、黄白色。血虚风燥者，皮损肤色正常，表面粗糙而带刺，好发于手足背、掌跖部或头面部，一般无自觉症状。风热者，皮损扁平坚韧，肤色正常或淡褐色，表面光滑，好发于面部或手臂，微痒。风热毒者，皮损呈半球形坚实丘疹，表面光滑，中央有脐窝，刺破可挤出白色乳酪样物质。气血瘀滞者，皮损坚实，中央有黄白色硬结，压迫时有明显疼痛，好发于掌跖部。

4. 望毛发、爪甲

（1）毛发。健美的头发乌黑亮泽，茂密柔顺，富有弹性，是五脏强壮、气血旺盛的外在表现。

◎毛发变异：指毛发的光泽、质地、性状发生异常变化，如发白、发黄、发焦枯、发分叉等，属病理表现。若因年龄、遗传或种族关系引起的白发、黄发、鬈发等属生理现象。须发细弱，枯黄不泽，头顶及两鬓日渐稀落，兼见头晕眼花，面容憔悴，腰膝酸软，手足心热等，多见于中年人，因久病营阴内耗，或恣情纵欲，肾精亏损而然。毛发苍白或萎黄，干燥易折，头发均匀稀疏脱落，小儿毛发焦黄蓬乱，有分叉，常兼见面唇色淡，少气乏力，语音低微，纳呆形瘦，多见于久病或产后耗伤气血，或小儿饮食调摄不周，损伤脾胃，气血化源不足。发白而不细软，成束发生，或夹杂于黑发之中，末端无分叉，无明显自觉症状，多见于青少年，因血气方刚，阳热偏盛，伤及营血，毛发不得充养。此外，频繁地洗、烫、染发也是造成毛发焦枯、发黄的常见原因。

◎脱发：血热生风者，头发突然成片脱落，头发光亮，局部微痒，一般无全身症状，或见心烦、口渴、便秘，多因心绪烦忧，心火亢盛，风动发落而致。阴血亏虚者，头发油亮多屑，经常脱落，日久头顶或两额角逐渐稀落，头痒，兼见头晕耳鸣，腰膝酸软，多见于中年人。气血两虚者，头发细软干燥，均匀脱落，日渐稀落，兼见少气乏力，面色无华，肢体麻木等，可见于任何年龄，因于脾胃虚弱，化源不足。瘀血阻滞者，头发部分或全部脱落，或须眉俱落，日久不长，常见头痛，面色晦暗，舌有瘀斑，也可无明显症状和病因。

（2）爪甲。健美的爪甲呈弧形微曲的椭圆球面，厚薄适中，红润含蓄，月痕清晰，甲皱整齐，甲体无峰棱沟裂，无斑纹瘀点，轻压指甲松后红润如故。爪甲淡白萎软无华，乃气血不足的贫血之象；色苍白者为虚寒，属脾肾阳虚。爪甲粗厚者，指趾爪甲远端或边缘日渐增厚，甲体表面失去光泽，呈灰白色，表面高低不平，粗厚枯槁，甲板下生污黄色斑，多伴有足癣，亦称"灰指甲"。爪甲呈层状分离，失去韧性，易于脆裂，多因血瘀或血虚风燥，见于外伤或甲癣。匙形甲是爪甲薄软，周边卷起中央凹下，如匙形，又称"反甲"，多发于手指，常见于大病之后，或素体脾虚者，因气血亏虚或肝血不足，或脾虚不运，营养不良而然；甲面凹凸不平，多因肾阴不足，肝阳上亢，或气血亏虚，或甲床损伤所致。甲板出现凹陷的横沟，多因肺中热燥，气津不布或肝气郁结，或气虚血瘀所致。筒状甲指甲卷曲如筒，又称"葱管甲"，多见于久病体虚，气血亏虚或安逸少劳之人。球形甲指甲增宽，呈球形，指端粗大如葱头，属气虚血瘀，见于心阳不振、心血瘀阻、咳嗽喘促、呼吸困难者。指甲根皮肤皱襞剥起，又称"倒刺"，多因血热或气血不和而致。倒甲即"嵌甲"，指爪甲倒生，刺痛如锥，多发于足趾，多因鞋靴窄小挤压，或受外伤而然。

5. 望形态

望形态指通过观察病人的身形、动作、姿态和体质以诊察疾病的方法。形体壮实，活动正常是正气充盛的表现；中医有"瘦人多火，肥人多痰"之说，故临床之际，瘦人之病虑竭其阴，而形体消瘦者若倦怠喜静是气血不足的表现；人体或器官形态异常多为先天禀赋不足或后天疾病、创伤所致；皮肤肿胀、形体肥胖多为水液运化失司，或热毒蕴结，或气滞血瘀所致；头的异常颤动多是肝风内动，或气血不足，无力自持；关节疼痛肿胀、强直变形多为风寒湿邪痹阻经络或热伤筋脉所致；单侧肢体偏瘫，伴口眼㖞斜多由风痰、瘀血阻于经络所致。

6. 望舌

望舌，是通过观察舌象的变化，了解机体生理功能及病理变化，用以诊察了解疾病的一个重要方法。在"四诊"之中，属于望诊的范畴，是中医诊法的特色之一。

（1）舌神：舌之神气。舌体运动灵活，舌色红润，鲜明光泽，为有神之舌，诸病皆吉，预后良好；舌体运动异常，舌色晦暗，干枯无光，为无神之舌，诸病皆凶，预后不良。

（2）舌色：舌体颜色。一般分为淡红、淡白、红绛、青紫几种。舌体颜色淡红润泽，白中透红，心气充足，阳气旺盛，鼓动血液则色赤，而胃中甘淡之气，亦上荣于舌，故色质颜色为淡红。淡红舌为气血调和的征象，常见于正常人或表证初起。

舌色比正常舌色浅淡，白色偏多红色偏少，称为淡舌。若舌色白全无血色，则称为枯白舌。气血亏虚，血不荣舌；阳气虚衰，运血无力，舌失血充，故舌质浅淡。主气血两虚、阳气虚衰。

舌色较正常舌色红，呈鲜红色者，称为红舌；舌色深红者，称为绛舌。阳热亢盛，气血上壅，热入营血，血热充斥，阴虚火旺，虚火上炎，导致热斥血络，表现为红绛舌。实热证：苔黄燥或芒刺，多因邪热亢盛，热入气分而舌红，热入营血舌绛。虚热证：苔少或无苔，多因热病伤阴，或阴虚火旺所致。

全舌青紫或泛现青紫为青紫舌，由于热入营血，气血壅滞，阴寒内盛，气血不畅，暴力外伤，气滞不通导致瘀血凝滞，表现为青紫舌。主气血运行不畅，为血瘀证、热证、寒证。

（3）舌形：舌体的形质，包括荣枯、老嫩、胖瘦、点刺、裂纹等特征。舌质滋润，红活鲜明为荣舌；舌质干枯，色泽晦暗，缺少血色为枯舌。舌质坚敛苍老，纹理粗糙或皱缩，舌色较暗者为苍老舌；舌质浮胖娇嫩，纹理细腻，舌色浅淡者为娇嫩舌；舌体胖大而厚，伸舌满口，称为"胖大舌"；舌体瘦小而薄，称为"瘦薄舌"。胖大舌多属阳气亏虚，水湿内停；瘦薄舌是舌失濡养的表现。点刺舌是指蕈状乳头肿胀或高突的病理特征，舌生点刺提示脏腑阳热亢盛，或为血分热盛。舌面出现形状各异、深浅不一、多少不等之裂纹统称为裂纹舌，是精血亏虚，或阴津耗损，是全身营养不良的一种表现。

（4）舌态：舌体运动时的状态。舌体活动灵便，伸缩自如，为正常舌态，提示气血充盛，经脉通调、脏腑健旺。常见的病理舌态有舌体萎软、强硬、歪斜、吐弄和短缩等异常变化。

（5）舌苔。望舌苔要注意苔质和苔色两方面的变化。

苔质，即舌苔的质地、形态。主要观察舌苔的厚薄、润燥、腻松、腐霉、剥落、真假等方面的改变。透过舌苔，能隐隐见到舌体的苔称薄苔，又叫见底苔；不能透过舌苔见到舌体之苔则称厚苔，又称不见底苔。故"见底""不见底"是衡量舌苔薄厚的标准。舌苔的厚薄变化，主要反映邪正的盛衰。病位在表，病情较轻，未伤胃气，可见到薄苔；病位在里，病情较重，可见到厚苔。舌苔由薄变厚，提示邪气渐盛，为病进。舌苔由厚转薄，则提示正气胜邪，为病退的征象。舌苔干湿适中，不滑不燥，称为"润苔"；舌面水分过多，伸舌欲滴，扪之湿而滑，称为"滑苔"。舌苔干燥少津，甚则舌苔干裂，称为燥苔；舌苔干而粗糙，如砂涩手，称为"糙苔"。舌苔润燥主要反映体内津液盈亏和输布情况，舌苔由润变燥，表示热重津伤，或津失输布；反之舌苔由燥转润，主热退津复，或饮邪始化。苔质疏松，颗粒较大，边中皆厚，刮之易去，似豆腐渣堆铺舌面者称为"腐苔"，为阳热有余，蒸化胃中腐浊之气上泛于舌。苔质致密，颗粒较小，边薄中厚，刮之难去，似蜡浮涂于舌面者称为"腻苔"，为湿浊内盛，郁遏阳气，湿浊停聚于舌面。舌苔全部或部分剥落，剥落处舌面光滑无苔者，称为剥苔，是胃气亏损，不能上熏于舌，以及胃阴枯涸，不能上潮于口所致，一般主胃气匮乏。胃阴枯涸或气血两虚，亦是全身虚弱的一种征象。

苔色，即舌苔之颜色。其变化主要有白苔、黄苔、灰黑苔三类，临床上可单独出现，也可相兼出现。各种苔色变化需要同苔质、苔色、舌的形质变化综合分析。白苔有厚、薄之分，是最常见的苔色，其他各色舌均可由白苔转化而成，白苔主表证、寒证，但不局限于表证和寒证，正如《舌鉴辨证》指出："白舌为寒，表者有之，而虚者、热者、实者也有之。"故观察时应结合舌质、苔质等变化分析。黄苔有淡黄、深黄和焦黄苔之别。黄苔多分布于舌中，亦可满布于全舌，多与红绛舌同见。黄苔还有厚薄、润燥、腐腻等苔质变化。黄苔主热证、里证。舌苔由白转黄，提示邪已化热入里，苔色愈黄，邪热愈甚。淡黄苔主热轻，深黄苔主热重，焦黄苔主热极。灰苔与黑苔同类。浅黑苔即称为"灰苔"；深灰苔即称为"黑苔"。灰黑苔多由白苔或黄苔转化而成，其中苔质润燥是鉴别灰黑苔寒热属性的重要指征。多见于热极伤阴；阳虚阴甚或肾阴亏损，痰湿久郁等证。

（二）闻诊

闻诊是通过听声音和嗅气味来诊察疾病的方法。人体的声音和气味，既是脏腑正常生理功能的表现，也能反映相应的病理变化情况。

听声音包括听病人的语言、呼吸、咳嗽、呕吐、呃逆等声音。一般来讲，声音高亢有力者为正常或实证，而声音低弱无力者多为虚证。实证和热证常有声音重浊而粗、高亢洪亮、烦躁多言；虚证和寒证可见声音轻细低弱，静默懒言。此外，不同声音内容反映疾病的不同部位和性质。

嗅气味包括身体、口腔、呼吸和各种排泄物、分泌物的气味。一般气味臭秽或腥臭多为实证、热证；气味清淡者多为虚寒。嗅病气可了解病程长短、病邪轻重及寒热属性，对疾病的预后有一定意义。口气指由口腔发出的气味。口气酸腐，嗳气酸馊多为内有宿食，消化不良；口气秽浊多由胃中湿热停滞；口气腥腐可见于内痈或牙疳。鼻气指鼻腔分泌物及由鼻呼出的气味。鼻涕腥臭黄稠为鼻渊；鼻气秽臭而鼻腔干燥，嗅觉减退，甚至不闻香臭，为鼻槁。体味，由汗出过多而产生，有腥臭为湿热蕴蒸，臭秽为热毒甚，有尿臭味为肾气衰败。

（三）问诊

问诊是医生通过对患者或陪诊者进行有目的的询问，来了解疾病的发生、发展以及治疗经过、目前症状和与疾病相关的情况，以诊察疾病的方法。在四诊中占有重要的地位。

1. 问一般情况

一般情况包括姓名、性别、年龄、民族、职业、婚否、籍贯、地址等。

2. 问主诉和病史

主诉是病人就诊时最主要的症状、体征及持续时间。现病史是指围绕主诉从起病到就诊时疾病的发生、发展和变化，以及诊治经过。既往史又称过去病史，主要包括病人平素身体健康状况，以及过去曾患疾病的情况。个人生活史是指患者的日常生活、工作等方面的有关情况。因为社会因素、生活习惯、劳动条件等，与某些疾病的发生、发展变化有一定的关系。家族史的询问是指与病人长期生活相处的父母、兄弟姐妹、爱人、子女等人的健康和患病情况。因为某些疾病具有传染性、遗传性，因而询问家族史，有助于对现患疾病的诊断。药物过敏史，了解和指导药物使用情况。

3. 问现在情况

（1）问寒热，是指询问病人有无怕冷或发热的感觉。寒与热是疾病常见症状之一，是辨别病邪性质和机体阴阳盛衰的重要依据，是问诊的重点内容。

恶寒发热是指病人恶寒与发热同时并见，多见于外感表证。其机理为外邪侵袭肌表，卫阳失温则恶寒，卫阳郁遏则发热。所以，恶寒与发热并见是诊断表证的重要依据，但无论是否发热，恶寒为必有之症，故中医有"有一分恶寒，便有一分表证"之说。

但寒不热是指病人只感怕冷而不觉发热。根据发病缓急，病程长短，可分为两种类型。①新病恶寒：多因寒邪直中脏腑，损伤阳气所致。病人突然恶寒，四肢不温或腹部冷痛，或咳喘痰鸣者，为里实寒证。②久病畏寒：多因阳气虚衰，形体失于温煦所致。病人经常畏寒肢冷，得温可缓，舌淡嫩，脉沉迟无力，为里虚寒证。

但热不寒是指病人只发热而不觉寒冷，或反恶热的，称为但热不寒。多属阳盛阴虚的里热证。根据发热的轻重、时间、特点等不同，可分为壮热、潮热、微热三种类型。

　　寒热往来是指恶寒与发热交替发作，故又称往来寒热。是邪正相争，互为进退的病理表现，为半表半里证的特征，可见于少阳病和白疟疾。

　　（2）问汗。《素问·阴阳别论》说"阳加于阴谓之汗"。故汗是由阳气蒸化津液从毛窍达于体表而成。正常汗出有调和营卫，滋润皮肤等作用，是生理性汗出。病理性汗出，应注意询问汗之有无，汗出时间、多少、部位及其主要兼症等。

　　（3）问饮食与口味。饮食是后天水谷精气之源，是维持人体生命活动所必需的物质。临床很多疾病都能影响饮食口味发生异常改变，故通过询问饮食口味情况，可了解体内津液的盈亏及脏腑功能的盛衰。口渴是指口干渴的感觉，饮水是指实际饮水的多少。口渴与饮水这两个症状密切相关，一般口渴者多喜饮，口不渴者不欲饮，但有时也不尽然。应注意询问口渴特点及其兼症。口渴喜热饮为寒湿内停；渴喜冷饮为热盛津伤；口渴而不欲饮者，或水入即吐，多见于水湿内停，或湿热内困，津液不能上承所致；口干欲漱水而不欲咽者，可见于瘀血证；多饮多尿见于消渴。

　　食欲是指进食的要求和对进食的欣快感觉，食量是指实际的进食量。询问患者的食欲与食量，对于判断病人的脾胃功能强弱以及疾病的预后转归意义重大。食少纳呆多为脾胃气虚，或内伤食滞，或湿邪困脾；脘胀厌食，嗳腐吞酸，多为食滞胃脘；纳少厌油，黄疸发热，肢体困重，多属肝胆湿热或脾胃湿热；食欲不振，胸胁胀痛，精神抑郁或易怒，为肝气犯胃；育龄妇女突然停经而见厌食、呕恶，脉冲滑，应当考虑妊娠恶阻；消谷善饥，多为胃火炽盛，如伴有多饮多尿，可见于消渴病；饥不欲食，常为胃阴不足；食人则吐，多属胃中实火上逆；朝食暮吐或暮食朝吐，多因脾胃虚寒。饮食偏嗜，正常人由于地域与生活习惯的不同，有饮食偏嗜，一般不致病，多食腥辣肥甘，导致肺胃湿热，可诱发疾病。

　　口味是指口中有异常的味觉或气味，是脾胃功能失常或其他脏腑病变的反映。口淡无味，多为脾胃气虚，或寒证。口中苦味，多属肝胆火旺，胆气上逆的病变。口中甜味，多属脾胃湿热，或脾虚所致。口中酸味，多属食积不化或肝胃不和。口中涩味，多属燥热伤津或脏腑热盛，气火上逆所致。口中咸味，多属肾虚寒水上泛。口中黏腻，多属湿浊停滞，痰饮食积或肝胆湿热。

　　（4）问睡眠。睡眠是人体适应自然昼夜节律性变化，维持体内阴阳平衡而具有一定的规律。如《灵枢·口问》所说："阳气尽，阴气盛，则目瞑；阴气尽而阳气盛，则寤矣。"睡眠除与人体卫气循行和阴阳盛衰相关外，还与气血的盈亏及心肾功能相关。询问睡眠的长短、人睡难易、有无多梦等，便可知道机体阴阳气血的盛衰、心肾等脏腑功能的强弱。临床常见的失常有失眠、嗜睡两个方面：黄褐斑患者多失眠，肥胖症患者多嗜睡。

　　（5）问疼痛。疼痛是临床上最常见的一种自觉症状。机体各个部位都可发生疼痛，且导致的原因很多，如感受外邪、气滞血瘀、痰浊凝滞、食滞、虫积等，阻滞脏腑经络，闭塞气机，使气血运行不畅，"不通则痛"，属因实而致病；若因气血不足，阴精亏损，使脏腑经络失养，"不荣则痛"，属因虚而致痛。问疼痛，应注意问疼痛的部位、性质、程度、时间、喜恶等。

　　（6)问头身胸腹不适，是指询问头身胸腹除疼痛以外的其他不适，如头晕、胸闷、心悸、胁胀、脘痞、腹胀、身重、麻木等症状之有无，及其程度、特点等。但需特别注意的是，这些不适只是疾病的单个症状，导致的原因很多，因此必须结合其兼症综合分析，才能确定其病证及寒热虚实。除疼痛和上述症状外，头身胸腹的不适还有很多，如恶心、神疲、乏力、气坠、心烦、胆怯、身痒等等，都是病人的自觉症状，临床时也应注意询问，并了解其临床意义。

（7）问耳目。耳能闻声辨音，目能视物察色，均为身体的感觉器官。耳与目又分别与内脏、经络有密切联系。故询问耳目，不仅可了解耳目局部有无病变，而且可推断肝、胆、肾等脏腑的传变。

（8）问二便。大便的排泄，虽直接由大肠所司，但与脾胃的腐熟运化、肝的疏泄、命门的温煦、肺气的肃降等有密切关系。小便的排泄，虽直接由膀胱所主，亦与肾的气化、脾的运化传输、肺的肃降和三焦的通调等功能分不开。故询问大小便的情况，不仅可以直接了解消化功能、水液代谢的情况，而且亦是判断疾病寒热虚实的重要依据。正如《景岳全书》所说："二便为一身之门户，无论内伤外感，皆当察此，以辨其寒热虚实。"二便的病理改变，主要包括排便次数、颜色、量的多少、性状、排便时的感觉的异常，但这些异常改变也往往不是单纯的，而是相互交错在一起，故应综合辨析。

（9）问经带。由于妇女有经、带下、妊娠、产育等生理病理特点，所以对妇女的问诊，除上述内容外，还应注意月经、带下、妊娠、产育的情况。很多损美性疾病与此密切相关。

（四）切诊

切诊是医生用手触按、叩击病人肌肤、胸腹、筋骨以及脉搏，以了解病情的方法。切诊包括一般切诊和脉诊。

1. 一般切诊

医生运用手指、手掌对病人进行触摸、按压，以测知局部冷暖、软硬、润燥、压痛、凹凸等异常变化，以推断疾病的部位和性质。如按皮肤的冷热与润燥，可测知疾病的寒热属性和津液的盈亏。用按压的方法来辨别脓疡性质、成与未成。皮损按压后色泽的改变，皮损是否凹凸，光滑或粗糙，毛发、鳞屑是否易于脱落，这些对诊断和治疗都有所帮助。

2. 脉诊

医生用手指切按患者动脉，根据脉动探察疾病变化的一种诊断方法，是中医特有的一种诊察方法。

《素问·六节藏象论》说"心者……其充在血脉"，脉象随心脏的搏动而产生，反映心气的盛衰，脉道的通理和气血的充盈。而人体的血脉贯通全身，运行气血，周流不息，反映了脏腑功能。当机体受到内外因素的刺激后，必然影响到气血的周流，故脉象也随之发生变化。医生可通过脉位的深浅、节律的快慢、形态的变化，来测知脏腑气血盛衰和正邪消长的情况，以及疾病的部位和性质，从而进行诊断。

历代医家对脉象的命名和分类不完全一致，但总的说来，可按照以下分类归纳。其中一些脉象除在疾病过程中出现外，也可出现于正常生理状态下。

平脉，不浮不沉，从容和缓，不大不小，流利有力，三部均有，沉取不绝，一息四到五至。反映机体气血充盈，脏腑功能健旺，阴阳平和，是健康的标志，称为"有胃、有神、有根"。

（1）按脉位深浅分为浮脉和沉脉。

浮脉：轻按即得，重按反减；举之有余，按之不足。主表证。浮而有力为表实；浮而无力为表虚。

沉脉：轻取不应，重按始得；举之不足，按之有余。主里证。沉而有力为实证；沉而无力为虚证。

（2）按脉的速率分为迟脉和数脉。

迟脉：脉来迟缓，一息小于四至。主寒证。迟而有力为寒积；迟而无力为虚寒。

数脉：脉来急促，一息六至以上。主热证。数而有力为实热；数而无力为虚热。

（3）按脉的搏动幅度分洪脉和微脉

洪脉：脉形宽大，应指浮大有力，大起大落。主热甚。

微脉：脉细软，按之欲绝，若有若无。主阴阳气血虚甚。

（4）按脉道粗细分细脉和大脉。

细脉：脉细如线，应指明显。主气血两虚、劳损或伤寒、痛甚、湿邪为病。

大脉：脉体宽大。可见于健康人。疾病时出现提示病情加重。大而有力为邪实；大而无力为正虚。

（5）其他一些脉象还包括弦脉、滑脉、紧脉、濡脉、弱脉、涩脉和芤脉等。

◎弦脉：脉形长而直，如按琴弦。主肝胆病、痛证、痰饮病。

◎滑脉：往来流利，如珠走盘，应指圆滑。主痰饮、食滞、实热、妇女妊娠可见。

◎紧脉：脉形弦急，指感比弦脉更有力。主寒实、痛证。浮紧为表寒；沉紧为里寒。

◎濡脉：浮而细软，应指少力。主虚证或湿困。

◎弱脉：脉极软而沉细。为阳气衰微或气血俱衰。

◎涩脉：形细而行迟，往来艰涩不畅，如轻刀刮竹。主伤精、血少、气滞血瘀。

◎芤脉：浮大中空，如按葱管。在大量出血时出现。

（6）节律不齐的脉象包括促脉、结脉、代脉和散脉等。

◎促脉：脉来数而时一止，止无定数。

◎结脉：脉来缓而时一止，止无定数。

◎代脉：脉来一止，止有定数。

◎散脉：浮大无根，应指散漫，按之消失。为元气耗散，脏腑精气衰竭的危重征象。

在临床常可遇见多种致病因素相间为患，在发病过程中正邪也不断发生变化。因此，病人的脉象常常是两种或两种以上的脉象同时出现，称为"相兼脉"。如脉浮数、沉紧、滑数等。这些相兼脉的主病，往往是各种脉象的主病的综合。如浮数主表热证；沉紧主里寒证、滑数可能为湿热证等。

由于脉象的变化同体内的病变关系复杂，在如何分析脉象的临床意义时，还应当注意脉象与临床症状所提示的辨证意义是否一致，称为脉症相应。但有时二者表现不一致，甚至可能出现相反的情况，称为脉症不符。此时应当四诊合参，详细分析病机，弄清原因，透过现象看本质，从而做出正确判断，不致贻误。

二、中医美容辨证方法

辨证论治是中医学的特点和精华。对疾病进行辨证诊断，是中医诊断应有的、特殊的内容，它是立法处方的主要依据。掌握了辨证论治，即使没有明确病名诊断，或者虽有病名诊断而目前对该病尚乏特殊疗法，运用辨证论治，也能对这些疾病进行治疗，这也是中医美容学的基本原则和方法。

中医美容学运用辨证论治的思想，对损美性疾病进行审证求因、审因论治。证，是机体在疾病发展过程中的某一阶段的病理概括，包括了病变的部位、原因、性质以及邪正之间的关系，反映出疾病发展过程中某一阶段的病理变化的本质。所谓辨证，就是将四诊（望、闻、问、切）所收集的症状和体征，通过分析、综合辨清疾病的原因、性质、部位以及邪正之间的关系，概括判断为某一种性质的证。论治，又称施治，则是根据辨证的结果，确定相应的治疗方法。

辨证是决定治疗的前提和依据，论治是治疗疾病的手段和方法，是诊治疾病过程中相互联系不可分割的两个方面，是理论和实践相结合的体现，是理法方药在临床的具体运用，也是指导中医美容临床工作的基本原则。其特点是以症辨证，以病辨病，病证结合，进而确定治则，则异病同治，同病异治。这里的症是病的表象，是证的基础；证是对症的病性概括，是疾病某一阶段的本质反映，疾病的不同发展阶段可表现出不同的症，每种病均有若干个证候。例如，阴虚型的黄褐斑、面部皱纹和皮肤发黑，病虽不同，但证相同，其本质均因阴津不足而引起，治疗上均可选用滋阴的药物，这便是中医美容所依据的理论。

中医学认为"有诸内必形诸外"，颜面、皮肤、五官、爪甲、头发、黏膜等是整体中的一部分，这些部位的变化直接反映着身体的健康状况。皮肤白嫩、面色红润、体格健壮是健康美的标志，也是各脏腑经络功能正常、气血充盛的表现。反之，则是脏腑功能失调，气血阴阳紊乱的病理反映。以黄褐斑为例，黄褐斑的发病原因大多与肝、脾、肾三脏功能失调有关，而决非仅是面部皮肤局部的病变引起的。因此，只有树立整体观念内外结合、标本兼顾的方法，使气血充盛、脏腑功能正常、阴阳协调，黄褐斑才会随之消失。

（一）气血津液辨证

气血津液是构成人体的基本物质，它依赖于脏腑功能活动产生，通过经络运行到全身，以维护人体各项生命活动。气血津液是人体生长发育的物质基础，也是保持健美美容的物质基础。

1. 气与美容

气是不断运动着的具有很强活力的精微物质。它来源于父母的先天之精气、食物中的营养及自然界的清气，对保持容貌美、体态美起着决定作用。

（1）推动作用：气具有激发和促进人体的生长发育和各脏腑、经络等组织器官的生理功能。它推动血的生成、运行和津液的生成输布、排泄等。

（2）温煦作用：气是人体热量的来源。人体正常体温调节，需要气的温煦作用来维持；各脏腑、经络等组织器官的生理活动需要在气的温煦作用下进行；血和津液等也需要在气的温煦作用下进行正常的循环。

（3）防御作用：气的防御作用主要体现在护卫全身肌表及面部皮肤，防御外邪的入侵。

（4）固摄作用：气的固摄作用主要是对血、津液等液态物质具有防止其他无故流失的作用。

（5）气化作用：气化是指精、气、血、津液各自的新陈代谢及其相互转化。没有气的推动，血液即不能运行，毛发即焦枯，眼睛即不能视物，颜面会出现瘀斑，全身疲乏无力，甚至上眼睑下垂。

2. 血与美容

血是构成人体和维持人体生命活动的基本物质之一，主要由营气和津液组成，具有很强的营养和滋润作用，对保持容貌和体态的健美起着重要作用。

血在脉中循行，内至脏腑，外达皮肉筋骨，如环无端，运行不息，不断地对全身各脏腑组织器官起着充分的营养和滋润作用，以维持正常生理活动，起到营养和滋润作用。

血是机体活动的主要物质基础。血气充盛，血脉调和流利，则人的精力充沛，神志清晰，神采奕奕，精神焕发。若血虚、血热或运行失常，可见精神不振，神志恍惚，目无神光，而失去形体美和容貌美。

3. 津液与美容

津液是机体一切正常水液的总称。包括各脏腑组织器官的内在体液及其正常的分泌物。津液的生成、输布、排泄功能正常，则人体皮肤润泽，肌肉丰满，毛发光亮，双目有神，口唇红润。若津液不足，可见皮肤干燥，肌肉松垂，毛发枯干，双目干涩，口唇干裂；若津液输布、排泄障碍，水液停滞体内，可见眼睑肿胀、形体浮肿、肥胖等症状，影响人体形态、容貌美。

总之，气血的盛衰和运行状况直接影响着容颜的状况。要保持皮肤的致密性、柔韧性和光泽性，就要保证气血津液的充盛。如气血不足则面色萎黄，精神疲惫；气血瘀滞则面色晦暗，或有黑斑、雀斑等，表情呆滞。心气、心血不足则面色无华，精怯气弱；肝血不足则两目无神，面色苍白；脾气亏虚则面色萎黄，浮肿虚胖，唇色苍白；肺虚失润，则毛发枯槁，皮肤粗糙少光泽，弹性差；肾阴虚则头发脱落，面颊瘦削，肾阳虚则面色㿠白，颜面浮肿，两目失神等。

（二）皮损辨证

1. 辨颜色

《内经》认为人的肤色与脏腑有关，它将五色分属五脏。如《灵枢·顺气一日分为四时》中指出："肝为牡藏，其色青……心为牡藏，其色赤……脾为牝藏，其色黄……肺为牝藏，其色白……肾为牝藏，其色黑。"故当脏腑发生病变时，人的面色会有色泽的改变。

人的面色，由于个体禀赋差异，所处地理位置差异，气候季节变化，工作条件的不同，而有偏青，偏红，偏黄，偏白，偏黑等区别。"生于心，如以缟裹朱；生于肺，如以缟裹红；生于肝，如以缟裹绀；生于脾，如以缟裹栝楼实；生于肾，如以缟裹紫，此五藏所生之外荣也。"（《素问·五脏生成篇》）上文清楚地指出了正常肤色之美与五脏的关系，并强调了皮肤的光泽，认为色泽相合是五脏精气旺盛、气血充盈、荣华于外的征象，这是真正的面容美。

2. 辨经络及部位

中医学认为经络是运行全身血气，联络脏腑肢节，沟通上下内外的通路，经脉伏行于分肉之间，深而不足，络脉浮于整肌表，网络全身，把人体所有的脏腑、器官、孔窍以及皮肉筋骨等组织联络成一个统一的整体。经络学说不仅是针灸、推拿、气功等学科的理论基础，而且对指导美容实践有十分重要的意义。

经络具有沟通内脏与体表作用。经络能沟通表里，联络上下，将人体各部的组织、器官联结为一个有机的整体。经络具有运行气血，濡养肌肤的作用。经络有着运行气血、调节阴阳和濡养全身的作用，由于经络能输布营养到周身肌表，从而保证了肌肉、皮肤、毛发等组织维持正常的功能活动。经络具有抵抗外邪，保护体表以及反映病候的作用。由于经络在人体各部分布的关系，如内脏有病时便可在其相应的经脉循行部位出现各种不同的症状和体征。同样，体表部位的病变也可通过经络而了解其相应的脏腑病变。

3. 辨病因

（1）风胜：走窜无定，遍体作痒，抓破血溢，随破随收，不致化腐，多为干性，如牛皮癣、白疕、瘾疹。

（2）湿胜：浸淫四窜，黄水淋漓，最易沿表皮蚀烂，越腐越痒，多为湿性，或有传染性，如急性湿疮、脓疱疮，后者有传染性。

（3）热胜：皮肤瘾疹，焮红灼热作痒，或只发于暴露部位，或遍布全身，甚则糜烂滋水淋漓，结痂成片，常不传染，如接触性皮炎。

（4）血虚：皮肤变厚、干燥、脱屑、作痒，很少糜烂流滋水，如慢性湿疮。

（三）症状辨证

1. 自觉症状

皮肤病的主要自觉症状是瘙痒，少数皮肤病有疼痛、麻木、肿胀感。

（1）瘙痒。

◎风痒：阵发性、游走性、遇风加重、皮损有脱屑、风团、瘙痒。湿痒：瘙痒绵绵不断，搔抓有渗液。

◎热痒：红肿热痒。

◎虫痒：奇痒难忍，痒如虫行，夜间尤甚。

◎血虚作痒：皮肤干燥瘙痒，冬季洗澡后加重。

◎血瘀瘙痒：局限性有定处，皮损色暗。

（2）疼痛。

◎寒痛：遇寒加重，肤色青紫，肤温低。

◎热痛：红肿热痛，遇热加重。

◎血瘀疼痛：刺痛而有定处，皮损紫暗，有结节肿块。

（3）麻木。因患处气血不通畅，或血虚所致。

（4）肿胀。

◎火：肿而色红，皮薄光泽，焮热疼痛。

◎寒：肿而木硬，皮色不泽，不红不热，常伴有酸痛。

◎风：漫肿宣浮，或游走不定，不红微热，轻微疼痛。

◎湿：肿而皮肉重垂胀急，深则按之如烂棉不起，浅则光亮如水疱，破流黄水，浸淫皮肤。

◎痰：肿势或软如棉，或硬如结核，不红不热。

◎气：肿势皮紧内软，不红不热，常随喜怒消长。

◎瘀血：肿而胀急，色初暗褐，后转青紫，逐渐变黄消退。

2. 他觉症状

皮肤病的他觉症状主要是各种皮肤损害，简称"皮损"。

（1）原发皮损，指直接发生、初次出现的皮损。有斑疹、丘疹、风团、水疱、脓疱、结节。

（2）继发皮损，由原发皮损自然演变，或经过搔抓、感染、治疗变化而成。有鳞屑、糜烂、结痂、抓痕、皲裂、苔藓样变、疤痕、色素沉着。

（四）八纲辨证

八纲，就是表、里、寒、热、虚、实、阴、阳八个辨证的纲领。

医生对通过诊法所获得的各种病情资料，运用八纲进行分析综合，从而辨别病变位置的深浅，病情性质的寒热，邪正斗争的盛衰和病证类别的阴阳，以作为辨证纲领的方法，称为八纲辨证。

中医学的辨证分类方法有多种，其中最基本的方法是八纲辨证。八纲是从各种具体证候的个性中抽象出来的带有普遍规律的共性，即任何一种疾病，从大体病位来说，总离不开表或里；从基本性质来说，一般可区分为寒与热；从邪正斗争的关系来说，主要反映为实或虚；从病证类别来说，都可归属于阳或阴两大类。因此，疾病的病理变化及其临床表现尽管极为复杂，但运用八纲对病情进行辨别归类，则可起到执简驭繁的作用，所以八纲是辨证的纲领。

表证与里证、寒证与热证、虚证与实证、阴证与阳证，是四对既互相对立而又互有联系的八个方面证候。

八纲中，表里寒热虚实阴阳，各自概括一方面的病理本质。然而病理本质的各个方面是互相联系着的，即寒热病性、邪正相争不能离开表里病位而存在，反之也没有可以离开寒热虚实等病性而独立存在的表证或里证。因此，用八纲来分析、判断、归类证候，并不是彼此孤立、绝对对立、静止不变的，而是互相间有兼夹、错杂，可有中间状态，并随病变发展而不断变化。临床辨证时，不仅要注意八纲基本证候的识别，更应把握八纲证候之间的相互关系，只有将八纲联系起来对病情做综合性分析考察，才能对证候有比较全面、正确的认识。八纲证候间的相互关系，主要归纳为证候相兼、证候错杂、证候真假、证候转化四个方面。

1. 辨表里

一般而论，从病位上看，身体的皮毛、肌腠、经络相对为外，脏腑、骨髓相对为内。因此，从某种角度上说，外有病属表，病较轻浅；内有病属里，病较深重。从病势上看，外感病中病邪由表入里，是病渐增重为势进；病邪由里出表，是病渐减轻为势退。因而前人有病邪入里一层，病深一层，出表一层，病轻一层的认识。

表里辨证是对外感病发展阶段性的最基本的认识，它可说明病情的轻重浅深及病机变化的趋势，从而掌握疾病的演变规律，取得诊疗的主动权。

（1）表证：是六淫、疫疠、虫毒等邪气经皮毛、口鼻侵入机体，正气抗邪所表现轻浅证候的概括。表证主要见于外感疾病初期阶段。

临床上表证一般具有起病急，病情较轻，病情较短，有感受外邪的因素等特点，以恶寒（或恶风）发热（或自觉无发热），头身疼痛，脉浮，苔薄白为主要表现，或见鼻塞、流清涕、打喷嚏、咽喉痒痛、微咳等症。这些症状是由于外邪客于皮毛肌腠，阻遏卫气的正常宣发所致。

虽外邪有种种的不同，但表证一般以新起恶寒、发热并见，内部脏腑的症状不明显为共同特征。

由于表证病情浅而病情轻，病性一般属实，故一般能较快治愈。若外邪不解，则可进一步内传，而成为半表半里证或里证。

（2）里证：泛指病变部位在内，由脏腑、气血、骨髓等受病所反映的证候。里证与表证相对而言，其概念非常笼统，范围非常广泛，可以说凡不是表证（及半表半里证）的特定证候，一般都可属于里证的范畴，即所谓"非表即里"。里证多见于外感病的中后期阶段或内伤疾病之中。

里证的成因，大致有三种情况：一是外邪袭表，表证不解，病邪传里，形成里证；二是外邪直接入里，侵犯脏腑等部位，即所谓"直中"为病；三是情志内伤、饮食劳倦等因素，直接损伤脏腑，或脏腑气机失调，气血津精等受病而出现的种种证候。

里证的范围极为广泛，病位虽然同属于里，但仍有浅深之别，一般病变在腑、在上、在气者，较轻浅；在脏、在下、在血者，则较深重。

不同的里证，可表现为不同的证候，故一般很难说哪几个症状就是里证的代表症状，但其基本特点是无新起恶寒发热并见，以脏腑症状为主要表现，其起病可急可缓，一般病情较重、病程较长。

由于里证的病因复杂，病位广泛，病情较重，故治法较多，一般不如表证之较为简单而易于取效。

（3）半表半里证：是指外感病邪由表入里的过程中，邪正分争，病位处于表里进退变化之中所表现的证候。以往来寒热，胸胁苦满等为特征性表现。

（4）表里证鉴别要点，主要是审察寒热症状、内脏证候是否突出，舌象、脉象等变化。一般说来，外感病中，发热恶寒同时并见的属表证；但发热不恶寒或但寒不热的属里证；寒热往来的属半表半里证。表证以头身疼痛，鼻塞或喷嚏等为常见症状，内脏证候不明显；里证以内脏证候如咳喘、心悸、腹痛、呕泻之类表现为主症；鼻塞头身痛非其常见症状；半表半里证则有胸胁苦满等特有表现。表证及半表半里证舌苔变化不明显，里证舌苔多有变化；表证多见浮脉，里证多见沉脉或其他多种脉象。此外，辨表里证尚应参考起病的缓急、病情的轻重、病程的长短等。

2. 辨寒热

寒热是辨别疾病性质的纲领。其实，疾病的性质不只是为寒为热。由于寒热较突出地反映了疾病中阴阳的偏盛偏衰，病邪基本性质的属阴属阳，而阴阳是决定疾病性质的根本，所以说寒热是辨别疾病性质的纲领。

病邪有阳邪与阴邪之分，正气有阳气与阴液之别。阳邪致病导致机体阳气偏盛而阴液受伤，或是阴液亏损而阳气偏亢，均可表现为热证；阴邪致病容易导致机体阴气偏盛而阳气受损，或是阳气虚衰而严寒内盛，均可表现为寒证。所谓"阳盛则热，阴盛则寒"（《素问·阴阳应象大论》）、"阳虚则外寒，阴虚则内热"（《素问·调经论》），即是此义。但是恶寒、发热只是疾病的现象，疾病所表现的寒热征象可有真假之别，而寒证、热证则是对疾病本质认识所做的判断。

（1）寒证：阴盛可表现为寒的证候，阳虚亦可表现为寒的证候，故寒证有实寒证、虚寒证之分。感受外界寒邪，或过服生冷寒凉所致，起病急骤，体质壮实者，多为实寒证；因内伤久病，阳气耗伤而阴寒偏胜者，多为虚寒证，即阳虚证。寒邪袭于肤表，多为表寒证；寒邪客于脏腑，或因阳气亏虚所致者，多为里寒证。

各类寒证的表现不尽一致，其常见证候有恶寒、畏冷、冷痛、喜暖，口淡不渴，肢冷蜷卧，痰、涎、涕清稀，小便清长，大便稀溏，面色白，舌淡苔白而润，脉紧或迟等。

（2）热证：阳盛可表现为热的证候，阴虚亦可表现为热的证候，故热证有实热证、虚热证之分。火热阳邪侵袭，或过服辛辣温热之品，或体内阳热之气过盛所致，病势急而形体壮者，多为实热证；因内伤久病，阴液耗损而虚阳偏胜者，多为虚热证，即阴虚证。风热之邪袭于肤表，多为表热证；热证盛于脏腑，或因阴液亏虚所致者，多为里热证。

各类热证的表现不尽一致，其常见证候有发热，恶热喜冷，口渴欲饮，面赤，烦躁不宁，痰、涕黄稠，小便短黄，大便干结，舌红苔黄，干燥少津，脉数等。

（3）寒热证鉴别要点：寒证与热证，是机体阴阳盛衰的反映，是疾病性质的主要表现，故应对疾病的全部表现进行综合观察，尤其是恶寒发热及对寒热的喜恶，口渴与否，面色的赤白，四肢的温凉，二便、舌象、脉象等是辨别寒证与热证的重要依据。

3. 辨虚实

虚实是辨别邪正盛衰的纲领，即虚与实主要是反映病变过程中人体正气的强弱和致病邪气的盛衰。

由于邪正斗争是疾病过程中的根本矛盾，阴阳盛衰及其所形成的寒热证候，亦存在着虚实之分，所以分析疾病中邪正的虚实关系，是辨证的基本要求，因而《素问·调经论》有"百病之生，皆有虚实"之说。通过虚实辨证，可以了解病体的邪正盛衰，为治疗提供依据。

（1）实证：是对人体感受外邪，或疾病过程中阴阳气血失调而以阳、热、滞、闭等为主，或体内病理产物蓄积，所形成的各种临床证候的概括。实证以外邪充盛、停积为主，但正气尚未虚衰，有充分的抗邪能力，故正邪斗争一般较为剧烈，而表现为有余、强烈、停聚的特点。

实证是非常笼统的概念，范围极广泛，临床表现十分复杂，其病因病机主要可概括为两个方面：一是风寒暑湿燥火、疫疠以及虫毒等邪气侵袭人体，正气奋起抗邪，故病势较为亢奋、急迫，以寒热显著、疼痛剧烈、呕泻咳喘明显、二便不通、脉实等症为突出表现。二是内脏机能失调，气化障碍，导致气机阻滞，以及形成痰、饮、水、湿、脓、瘀血、宿食等，有形病理产物壅聚停积于体内。因此，风邪、寒邪、暑邪、湿邪、热邪、燥邪、疫毒为病，痰、饮、水气、食积、虫积、气滞、血瘀、脓等病理改变，一般都属实证的范畴。

由于感邪性质的差异，致病的病理产物不同，以及病邪侵袭、停积部位的差别，因而各自有着不同的证候表现，所以很难以哪几个症状作为实证的代表。临床一般是新起、暴病多实证，病情激剧者多实证，体质壮实者多实证。

（2）虚证：是对人体正气虚弱、不足为主所产生的各种虚弱证候的概括。虚证反映人体正气虚弱、不足而邪气并不明显。

人体正气包括阳气、阴液、精、血、津液、营、卫等，故阳虚、阴虚、气虚、血虚、津液亏虚、精髓亏虚、营虚、卫气虚等，都属于虚证的范畴。根据正气虚损的程度不同，临床又有不足、亏虚、虚弱、虚衰、亡脱之类模糊定量描述。

虚证的形成，可以由先天禀赋不足所导致，但主要是由后天失调和疾病耗损所产生。如饮食失调，营血生化之源不足；思虑太过、悲哀卒恐、过度劳倦等，耗伤气血营阴；房事不节，耗损肾精元气；久病失治、误治，损伤正气；大吐、大泻、大汗、出血、失精等导致阴液气血耗损等，均可形成虚证。

各种虚证的表现极不一致，很难用几个症状全面概括，各脏腑虚证的表现也各不相同。临床一般是以久病、势缓者多虚证，耗损过多者多虚证，体质素弱者多虚证。

4. 辨阴阳

阴阳学说在辨证诊断上的应用，主要有两个方面。

（1）阴阳是类证的纲领。由于阴、阳分别代表事物相对立的两个方面，故疾病的性质、临床的证候，一般都可归属于阴或阳的范畴，因而阴阳辨证是基本的辨证大法，《素问·阴阳应象大论》说："善诊者，察色按脉，先别阴阳。"《类经·阴阳类》说："人之疾病……必有所本，或本于阴，或本于阳，病变虽多，其本则一。"《景岳全书·传忠录》亦说："凡诊病施治，必须先审阴阳，乃为医道之纲领。阴阳无谬，治焉有差？医道虽繁，而可以一言蔽之者，曰阴阳而已。"足见古人对阴阳辨证的重视。

根据阴阳学说中阴与阳的基本属性，临床上凡见兴奋、躁动、亢进、明亮等表现的表证、热证、实证，以及症状表现于外的、向上的、容易发现的，病邪性质为阳邪致病，病情变化较快的等等，一般都可归属为阳证。凡见抑制、沉静、衰退、晦暗等表现的里证、寒证、虚证，以及症状表现于内的、向下的、不易发现的，病邪性质为阴邪致病，病情变化较慢的等等，可归属为阴证。

由于阴阳是对各种病情从整体上做出最基本的概括，八纲中的阴阳两纲又可以概括其余六纲，所以说阴阳是证候分类的总纲，阴阳是辨证归类的最基本纲领。

（2）阴阳有具体的辨证内容。由于中医学中的阴阳不仅是抽象的哲学概念，而且已经有了许多具体的医学内容，如阳气、阴液、心阴、脾阳等，都是有实际内容的医学概念。所以，阴阳辨证又包含有具体的辨证内容，其主要者有阳虚证、阴虚证、阴盛证、阳盛证，以及亡阳证、亡阴证等。此外，阳亢证、虚阳浮越证等亦可是阴阳失调的病理变化。所谓阴盛证实际是指实寒证，所谓阳盛证实际是指实热证。

（3）阳虚证：是指体内阳气亏损，机体失却温煦、推动、蒸腾、气化等作用减退所表现的虚寒证候，属虚证、寒证的性质。

阳虚证的临床表现，以经常畏冷，四肢不温，口淡不渴，或渴喜热饮，可有自汗，小便清长或尿少浮肿，大便溏薄，面色　白，舌淡胖，苔白滑，脉沉迟（或为细数）无力为常见证候，并可兼有神疲、乏力、气短等气虚的证候。阳虚证多见于病久体弱者，病势一般较缓。

阳虚多由病程日久，或久居寒凉之处，阳热之气逐渐耗伤，或因气虚而进一步发展，或因年高而命门之火不足，或因过服苦寒清凉之品等，以致脏腑机能减退，机体失却阳气的温煦，不能抵御阴寒之气，而寒从内生，于是形成畏冷肢凉等一派病性属虚、属寒的证候，阳气不能蒸腾、气化水液，则见便溏尿清或尿少浮肿，舌淡胖等症。

阳虚证易与气虚同存，即阳气亏虚证；阳虚则寒，必有寒象并易感寒邪；阳虚可发展演变成阴虚（即阴阳两虚）和亡阳；阳虚可导致气滞、血瘀、水泛，产生痰饮等病理变化。

（4）阴虚证：是指体内津液精血等阴液亏少而无以制阳，滋润、濡养等作用减退所表现的虚热证候，属虚证、热证的性质。

阴虚证的临床表现，以形体消瘦，口燥咽干，潮热颧红，五心烦热，盗汗，小便短黄，大便干结，舌红少津少苔，脉细数等为证候特征。并具有病程长、病势缓的特点。

阴虚多由热病之后，或杂病日久，伤耗阴液，或因五志过极、房事不节、过服温燥之品等，使阴液暗耗而成。阴液亏少，则机体失却濡润滋养，同时由于阴不制阳，则阳热之气相对偏旺而生内热，故表现为一派虚热、干燥不润、虚火躁扰不宁的证候。

阴虚可与气虚、血虚、阳虚、阳亢、精亏、津液亏虚以及燥邪等证候同时存在，或互为因果，而表现为气阴亏虚证、阴血亏虚证、阴阳两虚证、阴虚阳亢证、阴精亏虚证、阴津（液）亏虚证、阴虚内燥证等。阴虚进而可发展成阳虚、亡阴，阴虚可导致动风、气滞、血瘀、水停等病理变化。

（五）脏腑辨证

脏腑辨证，是在认识脏腑生理功能、病变特点的基础上，将四诊所收集的症状、体征及有关病情资料，进行综合分析，从而判断疾病所在的脏腑部位、病因、病性等，是为临床治疗提供依据的辨证归类方法。简言之，即以脏腑为纲，对疾病进行辨证。

脏腑生理功能及其病理变化是脏腑辨证的理论依据。脏腑病证是脏腑功能失调反映于外的客观征象。由于各脏腑的生理功能不同，所以它反映出来的症状、体征也不相同。

脏腑是内脏的总称。中医基础理论认为，人体是以五脏为中心，通过经脉、气血、津液与人体皮肤、五官、须发、四肢九窍构成一个有机整体。从中医美容学的角度来看，一个人的相貌、仪表乃至神志、形体等，都是脏腑、经络、气血等反映于外的现象。脏腑气血旺盛则肤色红润有泽，肌肉坚实丰满，皮毛荣润等。故中医美容学非常重视脏腑气血在美容中的作用，通过滋润五脏、补益气血，使身体健美、青春常驻。

1.心

心的生理功能是主血脉、主神明，在体合脉，开窍于舌，其华在面。面部的色泽荣枯是心气血盛衰的反映。心的气血充沛，方能使面色红润光泽。若心血不足，脉失充盈，则面色淡白无华，甚至枯槁；心气血亏虚，血不上荣，则面色虚浮㿠白；血行不畅，血脉瘀阻，则面色青紫，枯槁无华。

2. 肺

肺的生理功能是主气司呼吸，主宣发肃降，在体合皮，开窍于鼻，其华在毛。肺通过宣发作用，将气血和津液输布到皮肤毫毛，起滋润营养作用，并调节汗孔开合，调节体温正常和抵抗外邪。肺气充沛，则皮毛得到温养而润泽，汗孔开合正常，体温适度并不受外邪侵袭。若肺气虚弱，则皮毛失于温养而憔悴枯槁，汗孔失于调节而多汗或少汗，体温失度而外邪易于侵袭。

3. 脾

脾的生理功能是主运化，主统血，在体合肉，开窍于口，其华在唇。全身肌肉的营养要依靠脾输布和化生营养物质来供养。脾气健运，则身强体健，肌肉中满。若脾失健运，则肌肉消瘦，四肢疲惫，甚至痿弱不用。脾气健运，则唇色红润泽丽；若脾失健运，则气血不足，致使唇色淡白无华。

4. 肝

肝的生理功能是主疏泄，主藏血，在体合筋，开窍于目，其华在爪。筋附于骨节，由于筋的弛张和收缩，全身关节才能活动自如，而筋必须得到肝血濡养才能强健及伸缩自如。若肝血不足，则筋失所养，致使动作迟缓，屈伸不得，甚至拘挛、颤动。若肝血不足，则指（趾）甲枯槁，变形，甚至脆裂。若肝血充盈，两目光泽有神；若肝血不足，则两目干涩，视物不清；肝火上炎，目赤红肿；肝风内动，两目斜视，甚至目睛上吊。

5. 肾

肾的生理功能是主藏精，主水，在体合骨，开窍于耳和二阴，其华在发。人体骨骼的生长、发育、修复等均依赖肾精的滋养。肾精充足，则骨骼健壮，四肢强劲有力，行动敏捷。若肾精不足，则骨骼发育不良或脆弱，痿软，腰背不能俯仰，腿足痿弱无力。牙齿也必须依赖肾精的滋养才能坚固。如肾精不足，则小儿牙齿发育迟缓，成人牙齿松动易落。人体的头发为肾的外华，肾精能化血，头发需要精血的滋养，所以，头发的生长和脱落、润泽和枯槁、茂盛和稀疏、乌黑和枯白等都是与肾精有关。肾精充足，则头发茂盛乌黑；肾精亏虚，则头发枯槁、稀疏、枯白和脱落。

综上述可知，一个人的相貌和仪表是否美好，均与内脏功能密切相关。

第三节 治疗原则

中医美容方法中整体美容的思想，由于着眼于脏腑、气血，调动人体自身的积极因素，从根本上保证了面容不衰，保证了皮肤毛发的健康，故中医美容的效果能持久和稳定，在美容效果上充分显示了其优越性。所以在治疗原则上，一定要遵循中医的理论，注意发挥中医药的特色和优势。

一、养生防衰

健康的皮肤必须以饱满的精神和健康的身体为前提，美容应该特别注重这一点，在美容手段的使用和美容目的上，注意从整体来认识皮肤，从整体保护皮肤和须发，达到健美的目的。人是一个有机的整体，颜面、须发、五官、爪甲是这个整体的一部分，只有身体健康，气血流通，脏腑阴阳平衡，容貌才不会衰老，须发才不会斑白，五官、爪甲才能得到濡润；反之，仅崇尚涂脂抹粉化妆美容，是舍本逐末。正如《圣济总录》所说："血气者人之神。又心者生之本，神之变，其华在面，其充在血脉，服药以驻颜色，当以益血气为先。"

传统美容从整体观念出发，融外用品、内服方药、药膳、针灸、按摩、气功为一炉，既注重外用药滋养皮肤、治疗皮肤疾病，或适当予以染色，又注意从内部以补益气血、协调脏腑；既强调药物的美容效果，又重视食物、针灸、按摩、气功在美容中的整体调节作用，如唐·孙思邈《备急千金要方》、《千金翼方》中，既有外用美容面膏面脂，又有以饮食为主或以药食为主的内服美容法；既有美容的多种功法，又有针灸行间、太冲去面部黑色的针刺美容法。对同一种疾病的治疗，主张内服药物的同时，予以外擦药品。如明朝陈实功治疗肾阴不足、火滞而成的雀斑，内服六味地黄丸滋肾补阴，外用玉容丸祛风活血行滞；治疗粉刺等面部皮肤疾病时，更体现了这种整体综合治疗法，他认为："粉刺属肺，鼻属脾，总皆血热郁滞不散，所谓有诸内形诸外，宜真君妙贴散加白附子敷之，内服枇杷叶丸、黄芩清肺饮。"针灸美容，也充分显示了整体、综合的特点，如取足三里、关元、神阙、气海补益脏腑气血，培补元气；又局部取阳白、太阳、四白、地仓去除皱纹。治疗粉刺用合谷、曲池清泄肺热；又加迎香、鼻准、耳穴放血泄热活血。这种多途径、整体调理、局部治疗、综合平衡的美容法，不管是在同一种美容手段、同一种损容性疾病的治疗，或是在一种美容目的中，都得到了充分体现。另外，使用一种外用美容器与一种内服美容方药或药膳结合，如能配合针灸、按摩或气功美容效果更佳。

除了滋养形体、补益脏腑气血之外，还要注意心身并调以驻颜。俗语说："笑一笑，十年少；愁一愁，白了头。"七情不要过激，长期保持心情愉快，对于驻颜美容也是很重要的。气功不仅能够强身健体，还可通过意守丹田、以意导气、摒除杂念来调理情绪。故长期练气功的人，多数心情开朗，红光满面。

二、欲美求本

标本是变化的。辨证论治是中医的一大特色，而追求美容也必须治病求本，针对其原因进行治疗，这是辨证论治的一个基本原则。

临床需要注意的是"本"和"标"是相对而言的，标本是一对相对的概念，理论上分类，如正邪双方比较，正是本，邪是标；病因与症状比较，因是本，症是标；病位分析，内脏是本，外表是标；病史归类，旧病是本，新病是标；原病是本，继发病是标。

求本之法需要透过现象查本质，有诸内必形诸外。疾病的发生发展到一定阶段，总要通过若干症状显示出病态来，这是人自我保护本能的表现，也是病症的发生发展规律。但要注意的是，症状只是疾病的现象，不是疾病的本质。只有利用四诊、病史、了解病程，充分地搜集、把握疾病的各个方面，综合分析，才能由表及里，由标识本，从而确立正确的治疗原则。比如面部黄褐斑，可由脾虚水湿上泛、肾虚本色外现、肝郁气滞血瘀、气虚风邪外袭等原因引起，治疗时就不能简单用祛斑增白方法，而应该通过全面综合分析，找出致斑的原因，分辨病在表还是里，邪实还是正虚，病性寒还是热，从而分别采用健脾化湿、温肾行水、理气化瘀、固表祛风等方法，这就是美容求本的意义所在。

正治（逆治）是求本的常法。正治是一般常规的治疗法则，即针对求诊者的目的，疾病的性质、病机，从正面治疗。如寒证用热药，热证用寒药，虚证用补法，实证用攻法，因药性与此病性相逆，治疗是逆其证候而拟定的，故称逆治。因临床上多数疾病的征象与疾病的性质相符，如寒病见寒象，热病见热象，虚病见虚象，实病见实象，所以正治法则是最常用的治则。

反治（从治）是求本的变法。有的疾病，特别是长期反复发作的慢性疾病、复杂性疾病，严重的疾病，其临床表现出假象，而与病变性质不符，这时拟定治疗法则就不能逆其症而行，而应顺其症而拟，即通常说的见寒治寒，见热治热，寒因寒用，热因热用，塞因塞用，通因通用。如肥胖，本因摄食过多脂肪，水饮内停，但临床却要使用健脾、益气药如白术、黄芪、山楂、薏苡仁、茯苓等，因为肥胖者必有少气乏力，四肢倦怠，动则气喘等气虚证，其本是脾气虚，这是一个塞因塞用的例子。但是因保健美容的大多是健康人，而损美性疾病多不严重，故使用反治也较少。

而正治和反治，在作为治疗原则时，可以分而叙述之，但在临床制方使用具体分法时，却往往"寒热混用，补泻同施"，因为疾病本身就是寒热错杂，虚实同处的多，临床当慎之。

如果是由情志引起的损美性疾病的治疗，当"心病还用心药医"，首先去除不良刺激因素，使情志正常，解除致病之因，必要时可求助于心理医师，用心理治疗法。

三、病证结合

病证结合，指医生在为皮肤美容病人拟定治疗原则时将疾病和证候结合。中医的证候也包括了临床症状，所以这个结合是将疾病、证候、症状三者结合在一起综合考虑，拟定治疗原则。治疗损美性疾病必须首先解决症状问题，即解决皮肤问题，所以必须考虑皮肤证候和症状，而不一定治疗疾病本身。如雀斑，是遗传性疾病，本身是一个疾病名称，病人就诊是想去掉皮肤的斑点或减淡皮肤的斑点，而不是改变遗传问题；从疾病来考虑，是肾水不足，可滋补肾阴，同时外用消风祛斑美白的诸品，肾水是有形之阴，不可速生，故拟定治则是标本兼治，顾本为辅，美白为主。

一般情况下，治病是一个根本法则，但在皮肤病专科门诊的情况下，则应采取"急则治症、缓则治病"的法则，先治其症状，后治本病证候。例如急性湿疹，皮肤灼热红斑、水疱丘疹渗出明显、皮肤瘙痒时，急需解决渗出、灼热、瘙痒等皮肤问题，病人就诊的目的也是解决皮肤问题，可用清热解毒、收湿止痒的外用药物湿敷，尽快缓解病人的临床症状；内服药可用清热燥湿，祛风止痒之药。待皮肤问题解决后，可用健脾渗湿，调和营卫，实卫固表诸法。所以皮肤美容医生，一定要证症结合。

四、补泻同施

（一）滋补五脏，补益气血

五脏功能正常是面部美容的根本，气血是面部美容的物质基础。故中医非常重视从滋养气血而美容。常采用内服中药及药膳、针灸按摩、气功等方法，使五脏功能正常，即脾能运化吸收水谷之精微而化生气血；肺能宣布气血津液滋养面部；心能推动血液荣于面部；肝能疏泄、贮藏调节血液，使血液不至于瘀滞；肾能受五脏之精而藏之，并使精化为血濡养，而起到益容驻颜，防治疾病的作用。常选用黄精、地黄、百合、茯苓、补骨脂、胡桃肉、莲米、胡卢巴、枸杞、天门冬、麦门冬、何首乌、怀牛膝、灵芝、当归、白芍、燕窝、羊肉、猪肉、牛乳、人乳、芝麻、鸽肉、蜂蜜、葡萄、鸡蛋、粳米，糯米、胡萝卜等药物和食物组成滋补五脏、补益气血的内服美容方和药膳。方如交藤丸、纯阳红妆丸、莲子龙眼汤、骨髓颜糕、胡桃粥、仙人粥等。

（二）祛风清热，凉血解毒

六淫之中，以风邪和热邪对面部美容的危害最大，且热极容易化毒人血，使血分热炽，导致面部疾病的发生，故祛风清热、凉血解毒，是治疗面部疾病，使面部容貌美化的一个重要方法。临床上常选用白芷、防风、藁本、荆芥、细辛、连翘、白蔹、黄芩、黄连、黄檗、山栀、苦参、赤小豆、赤芍、玄参、紫草、丝瓜等组成祛风清热、凉血解毒的方剂。如凉血四物汤、清肺散、荆芥散、美容膏、枇杷清肺饮、黄连散、七白膏、疣洗方、丝瓜散、白雪散等。

（三）消肿散结，燥湿止痒

中医认为，面部的疾病内则多因邪气郁结于皮肤、血脉，外则多表现有局部的红肿、瘙痒。特别是有些久病缠绵难愈的面部疾病，又多与湿邪有关。因此，还适当配伍了一些消肿散结、燥湿止痒的药如密陀僧、露蜂房、山慈菇、白及、木鳖子、蛇床子、贝母、夏枯草、地肤子。方如令面生光方、留颜悦泽方、平痤去斑方、山慈菇散、面目光净悦泽方、玉屑膏等。

（四）润肤增白，红颜减皱

如羊乳、牛乳、人乳、猪脂、白面粉、白石脂、杏仁、桃仁、绿豆、蜂蜜、猪胰、朱砂、紫草、鸡蛋清、冰片、醋等，直接涂敷于面部，可以起到润肤增白，红颜减皱，嫩肤香肤，细面防裂等保健、化妆美容效果。方如半年红方、羊髓膏、红玉膜、洗面玉容丸、玉容粉、白玉散等。

五、协调阴阳

人体的强健、长寿和阴阳的协调及气血的营养滋润有很重要的关系。血属阴，能濡养滋润，灌溉四肢百骸；气属阳，有温煦、摄纳、推动之力。气血是构成人体的基本物质，是机体进行生理活动的物质基础。气血随着人的年龄增长而衰退，欲使脏器充满活力，就必须保证像年轻人一样的气血供应，而年老气血亏虚，往往是衰老的重要原因。根据这个理论，传统美容方法遂借种种手段，使气血流动，经气通畅，经脉疏通，气血津液等营养物质能保证输送到外部器官，而起到美容作用。

阴阳是运动和消长的，所以，美贵在动，动即协调。以动为要，在动中求美的观点，贯穿整个传统美容。气功，以意念引导真气在体内运行，以达到健身美容目的；针灸，刺激某些特定点，使经气疏通，气血运行流畅以美容；按摩，靠按摩器具的作用，使皮肤肌肉运动，从而使气血流畅以滋养器官而美容。就是局部的药物美容品，也多用味辛、芳香组成，并配以活血之品。因辛香走窜，能行血散邪散瘀，助气血运行；香能避秽，抵御外邪。如面部用美容品、口腔美容品、腋下美容品和发用美容品都大量使用了藁本、川芎、麝香、丁香、檀香等香药。

具体方法上，体现在疏通经络，活血祛瘀。经络是气血运行的通道，贵在通畅。气血运行不畅，势必停而为瘀，皮肤肌肉得不到气血的滋养则面色无华，甚至导致面部疾病的发生。可以这样说，几乎所有影响美容的疾病都与气血失和、瘀血停滞有关。故不论是内服美容方，还是外用美容品，均常配伍一些通经络、活血化瘀药。如桂枝、益母草、麝香、冰片、樟脑、当归、赤芍、丹参、血竭、大黄、桃仁、红花、泽兰等，一方面使经络保持通畅，气血运行无阻，面容因此而荣润；另一方面可使已成的瘀血消散，阻滞的经脉复通，消除由此而产生的影响面部的疾病。方如化瘀散结丸、五参丸、痤疮平、桃仁洗面液、灭瘢痕方、颠倒散、白附子散、玉女粉等。至于气功、按摩、针灸更是使用方便、通络活血效果较好的方法。

六、三因制宜

根据不同季节的气候特点，来选择适宜的美容方法，就是因时制宜的治疗原则。比如春夏季节，气候由温渐热、阳气升发，人体腠理疏松，汗孔常开，宜选用一些不致闭塞汗孔。不妨碍皮肤排泄汗液的美容品如美容粉、美容液，或选按摩美容法、针灸美容法。尤其是在夏、季炎热的时候，更不宜使用油脂较丰富的美容油膏，以免闭塞面部皮肤汗孔，阻碍皮肤排泄，使阳气闭郁于内而诱发或加重面部疾病。内服则宜选用性味比较平淡，又可补益脏腑气血的内服美容方，如汤剂、丸剂、散剂，最好是清淡平补的美容药膳。但不宜选用美容药酒，特别是不要选含辛温发散力强的药物，如附子、肉桂、麻黄、羌活、细辛、桂枝等，以免发散太过，耗伤人体气血，反而影响面部皮肤的滋养。秋冬季节，气候由凉变寒，阴盛阳衰，人体腠理致密，阳气敛藏于体内，汗孔常闭。可选用任何一种中医美容方法，特别宜选用一些带温补性质的美容药膳和内服美容方。若病性不属火热，一般内服美容方中应慎用凉品，如黄芩、黄连、山栀等，以免苦寒败伤人体阳气。

根据不同地区的地理环境特点，来选用适宜的中医美容方法，就是因地制宜的治疗原则。不同的地区，由于气候条件和生活习惯不同，面部皮肤的生理功能和病变特点也各有差异，所以，选用美容方法应当因地而异。如北方多风，气候干燥，人的皮肤也较干燥，宜选用一些润肤效果较好的美容品，如美容膏、美容液、面膜。西北地区，尤其是少数民族地区食肉较多，其皮脂分泌旺盛，不宜选用含油脂较多的美容膏，而应以较干燥的美容粉为主美容。对那些长期生活在牧区，风吹日晒较多的人，则宜选用面膜以护肤，减轻紫外线对皮肤的照射。

根据人们的年龄、性别、体质、生活习惯等特点，来选择适宜的中医美容方法，就是因人制宜的治疗原则。妇女一般 35 岁左右面部就渐有皱纹，皮肤开始变粗糙，故应养成定时按摩面部的习惯，再内服美容方药及药膳，外用美容膏、美容糊剂、美容面膜等，则可延缓容颜衰老，美化面容。但单用外用美容品，对老年人就不一定十分合适了。老年人一般宜选用外用美容药膳和气功美容法，通过药膳补益五脏气血，气功锻炼疏通经络，才能逐渐收到驻颜美容效果。又如皮肤类型不一样，所适用的美容方法也不尽相同。干性皮肤的人，宜用含脂较多的美容软膏，特别宜用油性面膜；油性皮肤的人，宜用美容粉或美容液，并注意忌辛辣刺激之品。

第三章 常见损容性皮肤病

第一节 皮肤附属器及黏膜疾病

一、寻常性痤疮

寻常性痤疮（acne vulgaris）是一种发生于面颈、胸背部的毛囊、皮脂腺的慢性炎症性皮肤病。其特点为颜面和胸背发生针尖或米粒大小的丘疹，或见黑头、脓疱、结节甚至囊肿，有时可挤出白色碎米样粉渣样物。青春期多发。本病相当于中医"粉刺""肺风粉刺"。

【病因病机】

1. 西医病因病机

痤疮的病因较复杂，目前尚未完全明了，很多因素都参与了痤疮的发病。其中内分泌因素、微生物因素、皮脂腺导管的异常分化、免疫因素、精神因素、遗传因素等在痤疮的发病中起了重要的作用。

2. 中医病因病机

中医认为本病多因肺胃蕴热、熏蒸肌肤或过食辛辣油腻之品，以致体内生湿生热；或肺热下移大肠，结于肠内，不能下达，反而上逆，阻于肌肤而致；或忧思伤脾，水湿内停成痰，郁久化热，湿热痰邪凝滞肌肤而致；或情志内伤，肝失疏泄，冲任失调而致；或先天素体的肾阴不足，肾之阴阳平衡失调和天癸相火太旺，循经上蒸头面而致。

【诊断要点】

（1）部位：以头面、颈、胸背为主。
（2）发病年龄：青春期始发，亦有青中年持续或迟发者。
（3）皮损特点：具有多样性，常见黑、白头粉刺、丘疹、脓疱、囊肿和结节等，少见的有窦道、瘘管、瘢痕疙瘩等。
（4）自觉症状：轻微痒感，继发感染时疼痛。

（5）病程：慢性病程，易反复发作。

【鉴别诊断】

1. 酒渣鼻

酒渣鼻多发生于中年，妇女多见。好发于颜面中部，以鼻尖、前额、下颏及双颊部多见，对称分布。患处皮肤潮红，伴有毛细血管扩张，但无粉刺。

2. 职业性痤疮

职业性痤疮者有长期接触煤焦油、石蜡、机油史。损害除颜面外常侵犯手背、前臂、肘膝附近等接触部位。多数皮疹密集，伴毛囊口角化。

3. 颜面播散性粟粒狼疮

颜面播散性粟粒狼疮，损害多为暗红色或略带棕黄色丘疹及小结节，与毛囊并不一致，在眼睑下缘皮损呈堤状排列的特征。玻片压诊可见苹果酱色改变。

【中医辨证】

（1）肺经风热证：丘疹色红，或有痒痛，伴颜面多脂，口干渴，大便秘。舌质红苔薄黄，脉浮数。

（2）湿热蕴结证：皮疹红肿疼痛，或有脓疱，伴口臭，便秘，尿黄。舌质红苔黄腻，脉滑数。

（3）痰湿凝结证：皮疹结成囊肿，伴有纳呆，便溏。舌体胖，舌质淡苔薄，脉滑。

（4）冲任不调证：中年女性多见，皮疹色淡红，以丘疹、结节为主，烦躁易怒，月经量少，舌质红苔薄，脉沉细或细数。

【中医疗法】

1. 辨证施治

（1）肺经风热证：治宜清肺散热。方药，枇杷清肺饮加减：枇杷叶10g，桑白皮10g，黄芩10g，栀子10g，野菊花10g，白茅根30g，黄连10g，赤芍10g，生槐米15g，金银花20g，当归10g，苦参10g，水煎服。

（2）湿热蕴结证：治宜清热化湿通腑。方药，茵陈蒿汤加减：茵陈30g，栀子10g，黄芩10g，益母草15g，大青叶20g，白鲜皮20g，大黄6g，甘草6g，水煎服。

（3）痰湿凝结证：治宜消痰软坚，活血化瘀。方药：化瘀散结丸加减：桃仁6g，红花6g，益母草12g，夏枯草10g，当归6g，海藻10g，炒三棱10g，赤芍6g，金银花12g，昆布 10g，制半夏 10g，陈皮 10g，水煎服。

（4）冲任不调证：治宜调和冲任，理气活血。方药：女贞子 10g，墨旱莲 10g，生地黄、熟地黄各 10g，云茯苓 10g，牡丹皮 10g，当归 10g，白芍 10g，柴胡 10g，陈皮 10g，菊花 10g，丹参 15g，水煎服。

2. 单方及成药

辨证选择连翘败毒丸、栀子金花丸、梅花点舌丹、片仔癀片、除湿丸、二妙丸、湿毒清胶囊、归参丸、内消连翘丸、西黄丸、大黄䗪虫丸、夏枯草膏等。

3. 外用药物治疗

（1）颠倒散用凉开水或茶水调敷面部，或配成 30% 的洗剂，每晚外用。

（2）牵牛、白及、甘松、三赖子、海金砂等份为末，用鸡蛋清调擦，每晚涂面。

4. 其他疗法

（1）针灸：主穴为百会、尺泽、曲池、大椎、合谷、肺俞、委中。配穴为四白、颧髎、下关、颊车，及病变局部四周穴。

（2）刺络拔罐：取大椎穴。常规消毒后，三棱针或梅花针点刺出血，然后拔火罐，10 ~ 15min，出血 1 ~ 3mL。3 日 1 次，10 次为 1 个疗程。

（3）推拿法：如无脓疱且丘疹散在不多，可行全套面部美容经穴按摩常规手法。若丘疹密集有脓疱，仅点按面部穴位，叩击头部并点按百会穴。耳穴加揉心、肺、内分泌、肝、交感、面颊等局部穴。体部点按合谷穴、阳陵泉、足三里；由指端到上臂，逆向叩击手太阴肺经 3 遍；由下而上拿足阳明胃经 3 次，叩击 3 次。

（4）气功法：站、坐、卧姿均可，双眼微闭，舌抵上腭，头面、上肢、胸背、腰腹、双腿足全部放松。呼吸为鼻吸鼻呼，缓、细、匀、静、绵、深、长。意念先在头部，然后意念面部光滑、痤疮消失。反复默念 10 ~ 15min。每日早、中、晚各练 10 次。

（5）按摩治疗：生黄芪、生地榆、土鳖虫各 100g，当归、丹参、生大黄、白芷、银杏、槟榔、青蒿、皂角各 60g、冰片 30g，研极细末，与适量大豆粉混合，加基质调成稀膏，先按美容常规步骤进行净面、蒸面、针刺、经按摩，然后涂上调制的稀膏。

【西医治疗】

1. 外用药物治疗

（1）外用维 A 酸制剂、过氧化苯甲酰制剂、林可霉素、氯霉素水杨酸酊等。

（2）结节性囊肿可局部注射糜蛋白酶。

2. 系统药物治疗

（1）维A酸类：主要适用于重度痤疮，如聚合性痤疮、结节性囊肿性痤疮、瘢痕性痤疮等。如异维A酸口服0.5mg/（kg·d），持续12～16个月。注意致畸、血脂及肝功能异常和皮肤黏膜干燥等不良反应。停药后需外用维A酸维持治疗，以防复发。

（2）抗生素类：主要用于中、重度炎症性痤疮。常用四环素类、红霉素类。

（3）雌性激素类：对雄激素水平过高的严重病例可以考虑口服达因-35。

（4）糖皮质激素：仅短期应用于严重的聚合性痤疮或暴发性痤疮。

3. 其他疗法

蓝—红光照射治疗：可通过光动力学破坏痤疮丙酸杆菌及减轻炎症反应，从而对痤疮有较好的疗效。

【防护】

（1）起居有常，避免精神过度紧张。

（2）注意饮食，多吃青菜水果等，忌食辛辣、油腻、油炸、高糖分食物。保持大便通畅。

（3）常用温水、含硫黄或其他去脂皂类洗脸。

（4）加强健康教育和生活指导。

二、酒渣鼻

酒渣鼻（rosacea）以中年人多发。好发于颜面中部，典型损害为皮肤潮红，伴发丘疹及毛细血管扩张。中医亦称本病为"酒齄鼻"。

【病因病机】

1. 西医病因病机

目前发病原因尚未完全明了，本病的发生多是在皮脂溢出的基础上，由于某些内、外因素的影响，致使皮肤血管运动神经功能失调引起毛细血管扩张而致，具有家族遗传素质。

（1）内因主要包括胃肠功能障碍（如便秘等）、病灶感染（如扁桃体发炎等）、内分泌失调、情志激动、嗜酒、喜辛辣刺激性食物（如茶、咖啡等饮料和巧克力等）、饮酒，部分女性可因口服避孕药、妊娠及月经等，诱发此病。

（2）外因包括冷热刺激、日光、外用皮质类固醇。

（3）蠕形螨感染是本病发病的重要因素，但不是唯一因素。近年来，研究发现幽门螺杆菌和与酒渣鼻的发病有一定关系，酒渣鼻患者中幽门螺杆菌的感染率达88%，且患者多数有不同程度的胃炎及十二指肠异常改变。对幽门螺杆菌感染呈阳性的酒渣鼻患者给予抗幽门螺杆菌治疗也取得较好的疗效。

2. 中医病因病机

中医认为本病多因肺经、脾胃经风热、湿热所致。或过食辛辣炙煿、油腻酒酿；或素体热盛的体质因素；或触冒风寒凝滞于肌肤，血瘀凝结而发为本病。

【诊断要点】

（1）部位：发于额、鼻、双颊、颏，呈五点分布。

（2）发病年龄：中年人多发。

（3）皮损特点：分为红斑期、丘疹脓疱期和鼻赘期。

红斑期（毛细血管扩张）：颜面中部特别是鼻部、两颊、前额、下颏等部位出现红斑，开始时可为暂时性，在精神兴奋、温度升高或饮服刺激性食物时，红斑更为明显。日久红斑持续不退，并有毛细血管扩张，呈细丝状如树枝，以鼻尖和鼻翼双侧最为明显。

丘疹脓疱期：在红斑的基础上，病情继续发展，可以成批出现痤疮样丘疹、脓疱，损害较重时可形成疖肿或囊肿性皮疹，此期毛细血管扩张更为明显，呈蜘蛛网样分布。

鼻赘期：病期长久，鼻尖部结缔组织增殖，皮脂腺异常增大，致使鼻头部增大，形成大小不等的结节状隆起，称为鼻赘。由于皮脂腺口大，压挤后有白色黏稠分泌物溢出，毛细血管扩张显著。此期男性较女性为多。

（4）自觉症状：可有不同程度的瘙痒，继发感染时可有疼痛。

（5）病程：慢性经过。

【鉴别诊断】

1. 寻常性痤疮

寻常性痤疮多见于青春期男女。除发生于面部外，胸背部也常受侵犯。有典型的黑头粉刺，没有充血性红斑及毛细血管扩张。鼻部常不受侵犯。

2. 脂溢性皮炎

有的青春期男女，皮脂分泌旺盛，鼻部尤为明显，毛囊口常扩大，极易挤出白色线状皮脂。在进食热饮或冷风刺激后，鼻端部常出现充血性红斑，但为暂时性。没有毛细血管扩张及丘疹、脓疱等。

3. 口周皮炎

口周皮炎多发于青年或中年妇女，于口的周围皮肤包括鼻唇沟、颊、颏等处反复发生淡红色小丘疹、丘疱疹、脓疱等，但口唇周围有一狭窄皮肤带不受侵犯。有人认为本病是不典型的酒渣鼻。

4. 糖皮质激素所致毛细血管扩张

糖皮质激素所致毛细血管扩张见于面部长期使用高效糖皮质激素制剂如皮炎平等患者。面部有毛细血管扩张、表皮萎缩、弥漫性红斑及多毛等。

5. 酒渣鼻样结核疹

皮疹为淡红或黄褐色丘疹，米粒大小。好发于颊、颏、前额及下颌部，集簇存在，而鼻部少有损害。玻片压诊，显示有苹果酱色。组织病理为结核结构。

【中医辨证】

1. 肺胃热盛证（红斑期）

颜面中部特别是鼻部、两颊、前额、下颏等部位（五点分布）出现红斑，伴有口干、口渴、燥热、便干。舌质微红苔薄黄，脉滑微数。

2. 热毒蕴肤证（丘疹脓疱期）

在红斑的基础上成批出现痤疮样丘疹、脓疱，但没有粉刺，此期毛细血管更为扩张，伴口臭、口干、便干、小便黄。舌质红苔黄腻，脉弦滑。

3. 气滞血瘀证（鼻赘期）

病期长久，鼻尖部结缔组织增殖，皮脂腺异常增大，致使鼻头部增大，形成大小不等的结节状隆起，皮脂腺口大，压挤后有白色黏稠分泌物溢出，此期男性较女性为多。舌质暗苔薄白，脉涩。

【中医疗法】

1. 辨证施治

（1）肺胃热盛证：治宜清泄肺热，凉血活血。方药：枇杷清肺饮，凉血五花汤合方加减。枇杷叶10g，桑白皮10g，栀子6g，白茅根30g，生槐花15g，红花10g，鸡冠花15g，黄芩10g，牡丹皮10g，水煎服。

（2）热毒蕴肤证：治宜清热凉血，活血解毒。方药：凉血五花汤加减。枇杷叶10g，桑白皮10g，鸡冠花15g，玫瑰花10g，凌霄花10g，连翘10g，金银花10g，玄参10g，生槐花15g，野菊花15g，蒲公英15g，败酱草15g，水煎服。

（3）气滞血瘀证：治宜行气活血，软坚散结。方药：通窍活血汤加减。乳香3g，没药3g，水蛭3g，夏枯草15g，土贝母10g，连翘10g，鬼箭羽10g，鸡冠花15g，玫瑰花10g，玄参10g，凌霄花10g，红花10g，水煎服。

2. 单方及成药

辨证选择栀子金花丸、连翘败毒丸、归参丸、大黄䗪虫丸、梅花点舌丹、西黄丸等。

3. 外用药物治疗

（1）红斑期、丘疹脓疱期可外敷水调颠倒散，每日 2 次，可晚上涂搽，次日晨洗掉。
（2）红斑、红丘疹者，用大枫子油调珍珠散外敷。
（3）丘疹脓疱期可外敷水调化毒散、颠倒散各半，每日 1 ~ 2 次。

4. 其他疗法

（1）针灸。①毫针法。主穴：印堂、素髎、迎香、地仓、承浆、颧髎。配穴：禾髎、大迎、合谷、曲池。手法：取坐位，轻度捻转，留针 20 ~ 30min，每 2 ~ 3d 针刺 1 次。②耳针法。取穴：外鼻、肺、内分泌、肾上腺。用耳穴压豆法，每日 1 次，每次取 2 ~ 3 穴，留针 20 ~ 30min。③水针法。取穴：迎香。方法：取 0.25% ~ 0.5% 普鲁卡因注射液，在双侧迎香分别注药 0.5 ~ 1mL，每周 2 ~ 3 次，10 次为 1 个疗程。效果不显时加印堂穴。④梅花针法。患处可用七星针轻刺，每日 1 次。⑤三棱针法。取穴：大椎、脊柱两侧反应点。局部常规消毒，用三棱针在大椎穴及周围皮肤上点刺放血，然后用闪火法拔罐，10 ~ 15min 起罐后用干棉球擦净血迹，再用酒精棉球局部消毒，不需包扎，隔日 1 次，或每周 2 次。也可在第 1 ~ 12 胸椎两侧旁开 5 分 ~ 1.5 寸处寻找反应点，用三棱针挑刺后，挤出血 1 ~ 2 滴，隔日 1 次，5 次 1 个疗程。有效可继续治疗。

（2）推拿按摩。①穴位按摩法。以一手示指或中指轻揉素髎穴约 1min，然后以两手拇指背部在两鼻翼上下摩擦。按揉合谷、外关、列缺各 2 ~ 3min，以有酸胀感为佳。沿足阳明胃经在下肢循经部位进行推擦，并按揉足三里 2 ~ 3min。②推抹法。患者仰卧，术者立于其头后，用两大拇指指腹从睛明穴开始，沿鼻梁向下推抹至迎香穴，反复推抹 10 次左右。以拇指点按印堂约 1min.

【西医治疗】

1. 外用药物治疗

（1）可选择 5% 硫黄霜，复方硫黄洗剂等脱脂抗炎。
（2）或 1% ~ 5% 甲硝唑霜，5% ~ 10% 过氧化苯甲酰凝胶，1% 磷酸氯霉素洗剂等消炎抗感染。

2. 系统药物治疗

（1）维生素类：主要为 B 族维生素，如维生素 B_1、B_6 或复合维生素 B 等。
（2）抗生素类：对炎症较重者，可服如四环素或红霉素，1 个月后减量维持 2 个月。毛囊虫感染较重患者，可服用甲硝唑或替硝唑，持续数周。

（3）有报道羟氯喹：200mg/d，连续服用6周，见效可继续维持治疗，一般不超过3个月。

3. 其他疗法

（1）电解法适用于小面积血管扩张。

（2）对毛细血管扩张明显者，可用液氮冷冻治疗，亦适用于某些鼻赘期。

（3）脉冲染料激光可以祛除扩张的毛细血管。对于鼻赘期的损害可以采用整形手术治疗。

【防护】

（1）注意生活、饮食、起居要规律。

（2）多吃蔬菜、水果，以及瘦肉、鲜鱼、牛奶、豆制品。忌食辛辣食物。不饮酒、咖啡，少饮浓茶。少食甜食及油腻煎炸食品。

（3）保持大便通畅。

（4）温水洗脸，避免过冷过热的刺激。避免长时间日光照射。

三、脂溢性皮炎

脂溢性皮炎（seborrheic dermatitis）是一种常见的慢性丘疹鳞屑性皮肤病，本病常累及头皮、面颈部和躯干上部等皮脂腺丰富部位的皮肤。以局部红斑、轻度水肿浸润，覆有黄色或黄棕色的结痂为特点，重者可发展成红皮症。本病相当于中医"白屑风""面游风"。

【病因病机】

1. 西医病因病机

本病病因及发病机制虽然有多种学说，但是尚不十分明确。可能与马拉色菌感染、皮脂溢出增多、遗传因素有关，精神、饮食习惯等因素可能起促发作用。

2. 中医病因病机

中医认为本病多因内蕴湿热，外感风邪，蕴阻肌肤，湿热上蒸所致（油性脂溢）；或因湿热耗伤阴血，血虚风燥，肌肤失养而成（干性脂溢）。

【诊断要点】

1. 部位

脂溢性皮炎通常发生于头皮，亦可蔓延至其他皮脂腺丰富的部位。

（1）婴儿期：好发于头皮，皮疹进一步发展向前可越过发际累及面部，向后可累及耳部及颈部等。间擦部位也可受累。

（2）成年期：好发于头皮、颞部、眼眉及眉间、鼻唇沟和耳后、外耳道，也可发生于胸骨和肩胛骨等部位。

2. 发病年龄

脂溢性皮炎好发于婴儿及成年人。在人群中有两个发病高峰，一是出生后 1 个月的婴儿期，一是 40 ~ 70 岁的成年期。

3. 皮损特点

（1）婴儿期：多出现在额及头顶部，表现为油性、厚且有裂隙的痂屑，称之为"乳痂"，受累部位通常无毛发脱落，表现为覆盖有油性痂屑的红色斑片，若间擦部位受累可同时伴发念珠菌、金黄色葡萄球菌等机会感染。

（2）成年期：轻者表现为轻度的鳞屑性红斑，重者可发展成红皮症。基本损害是轻度至中度浸润的红斑，有黄色油性鳞屑及痂皮。

4. 自觉症状

自觉瘙痒，以头皮和外耳道部瘙痒较为剧烈。且症状在温暖的季节缓解，在寒冷的冬季加重。成年人头皮部脂溢性皮炎常可引起脱发（脂溢性脱发）。

5. 病程

婴儿期脂溢性皮炎的病程多迁延数周至数月，预后通常较好。成年期脂溢性皮炎可以持续数年至十数年。

【鉴别诊断】

1. 婴儿期

婴儿期脂溢性皮炎应与异位性皮炎等鉴别。

2. 成年期

成年期脂溢性皮炎的鉴别诊断视皮损的不同部位而异。①头皮部的脂溢性皮炎应与银屑病、异位性皮炎等鉴别；②外耳道的脂溢性皮炎应与银屑病、接触性皮炎等鉴别；③面部的脂溢性皮炎应与酒渣鼻、银屑病、痤疮、接触性皮炎等鉴别；④躯干胸背部脂溢性皮炎应与花斑癣、玫瑰糠疹、体癣、湿疹等鉴别；⑤眼睑部的脂溢性皮炎应与异位性皮炎、银屑病等鉴别；⑥间擦部位的脂溢性皮炎应与银屑病、念珠菌病相鉴别。

【中医辨证】

1. 肺胃热盛证

急性发病，皮损色红，并有渗出、糜烂、结痂，痒剧，伴心烦口渴，大便秘结。舌质红苔黄，脉滑数。

2. 脾虚湿困证

发病缓慢，皮损淡红或黄，有灰白色鳞屑，伴有便溏。舌质淡红苔白腻，脉滑。

3. 血虚风燥证

皮肤干燥，有糠秕状鳞屑，瘙痒，头发干燥无光，常伴有脱发。舌质红苔薄白，脉弦。

【中医疗法】

1. 辨证施治

（1）肺胃热盛证：治宜凉血，清热，消风。方药，消风散加减：生石膏 30g，荆芥 10g，防风 10g，苦参 10g，黄连 6g，胡麻仁 10g，牛蒡子 10g，知母 10g，甘草 6g，黄芩 10g，生地黄 15g，水煎服。

（2）脾虚湿困证：治宜清脾利湿，佐以清热。方药，除湿止痒汤加减方：茯苓皮 15g，生白术 10g，生薏苡仁 30g，黄芩 10g，栀子 6g，泽泻 10g，茵陈 10g，枳壳 10g，生地黄 12g，竹叶 6g，灯芯草 3g，生甘草 10g，水煎服。

（3）血虚风燥证：治宜养血润肤，祛风止痒。方药，当归饮子加减方：当归 12g，首乌 15g，生地黄 15g，川芎 6g，赤芍 10g，牡丹皮 10g，白芍 10g，天花粉 10g，威灵仙 15g，刺蒺藜 15g。水煎服。

2. 单方及成药

可辨证选择防风通圣丸、二妙丸或除湿丸等。

3. 针灸治疗

（1）肺胃热盛证。①毫针法，取穴：风池、百会、四神聪、完骨。风池、完骨穴针感放射至前额；百会、四神聪针感向邻近处扩散。留针 10 ~ 20min，每日 1 次。②耳针法，取穴：神门、交感、肝、肾、肺、大肠、三焦、肾上腺、皮质下、内分泌、枕。用耳针或耳穴压王不留行籽法，每日或隔日 1 次，用压豆法嘱患者每日自行按压 3 ~ 4 次，每次选择 6 ~ 7 穴治疗。③梅花针法，取穴；沿头部督脉、足太阳、少阳经线叩刺。用梅花针由中向外叩刺，每次取 1 ~ 2 条经，使叩刺部位出血点均匀。每日或隔日 1 次。叩刺后用鲜姜或蒜在局部涂擦，以促进毛发增生，抑制皮脂腺分泌。

（2）脾虚湿困证。毫针治疗，主穴：风池，百会，四神聪。配穴：血海，足三里，大肠俞。捻转泻法，留针 20 ～ 30min，每日或隔日 1 次，10 次 1 个疗程。

（3）血虚风燥证。毫针治疗，主穴：足三里，合谷，血海，曲池。配穴：风池，迎香。快速进针，小幅度提插捻转，得气后留针 30min。隔日 1 次，10 次 1 个疗程。

4. 外用药物治疗

（1）脱脂洗方：透骨草、皂角（打碎）各 30g，加水 2 000mL 煎煮 20min，滤过冷却后外洗头部，每日或隔日 1 次。

（2）苍耳子 30g，苦参 15g，王不留行 30g，明矾 9g 煎水反复洗头皮，每次洗15min。

（3）玉肌散：绿豆粉 200g，滑石、白芷、白附子各 6g，研成细末，每次 1 匙，早、晚调水洗面。

（4）润肌膏：当归 15g，紫草 3g，麻油 120mL，黄蜡 15g，前二药与麻油同熬至药枯，滤清将油再熬，入黄蜡化尽后倒入碗中，待冷后使用。用时涂搽面部，可滋润皮肤止痒。

（5）大枫子油外擦，每日 1 ～ 2 次，可润肤祛风止痒。

（6）红肿瘙痒剧烈，伴有黏腻渗液者，可用马齿苋水剂外敷局部。马齿苋 60g 煎2 000mL，待温凉后以毛巾或纱布垫蘸药液湿敷局部，每日 1 次。

【西医治疗】

1. 外用药物治疗

可根据不同皮损表现外用维生素 B_6 霜、硫黄制剂、雷琐锌制剂、抗生素制剂、水杨酸制剂、鱼石脂制剂、煤焦油制剂、抗真菌制剂、糖皮质激素制剂等。

2. 系统药物治疗

（1）B 族维生素：维生素 B_2、B_6 或复合维生素 B 等。

（2）抗生素：炎症明显或继发感染者可用四环素类药物如米诺环素（美满霉素）或四环素，婴幼儿禁用。也可用大环内酯类药物如红霉素、罗红霉素等。

（3）抗组胺类药物：瘙痒严重者可选用抗组胺类药物。

（4）抗真菌药物：本病的发生可能与局部马拉色菌的繁殖有关，可选用伊曲康唑及特比萘芬等。

【防护】

食宜清淡，忌食肥甘厚味、辛燥之品。

四、多毛症

多毛症（hypertrichosis）是指毛发比相同年龄和性别的正常人长得粗、长和多，或者毳毛处有过多的黑毛、硬毛生长。可分为先天性和后天性，全身性或局限性。本病相当于中医"异毛恶发"。

【病因病机】

1. 西医病因病机

（1）先天性全身性多毛症：属常染色体显性遗传。

（2）后天性全身性多毛症：发病机制尚不清楚，可能是由于各种原因致体内雄激素水平不同程度增高或由于终末器官对雄激素的敏感性增加所致。常发生在内分泌功能障碍性疾病。其中，妇女多毛症提示可能存在雄激素生成过多的疾病，包括卵巢源性、肾上腺源性、药物性和特发性等。后天性局限性多毛症也常见于内分泌功能障碍性疾病及大量长期局部应用糖皮质激素、睾酮等药物的患者。

2. 中医病因病机

中医认为本病多因素禀多毛之体，遗传于后，累代不绝。亦有因禀赋不足，肾精亏虚，虚火妄炎，气血逆乱；或由热病伤阴，津液亏乏，风邪乘其经络，致气血违和，而致异毛恶发妄生。

【诊断要点】

1. 先天性全身性多毛症

（1）部位：全身性。

（2）发病年龄：自出生或幼儿时期发病。

（3）皮损特点：身体、面部出现毛过多，呈细丝状，可伴有牙齿发育异常。

（4）并发症：常伴发于痣或脊柱裂。

2. 后天性全身性多毛症

（1）部位：首先出现在上唇，随后是颏和颊，然后是小腿、大腿、前臂、腹、胸及上背部等。

（2）发病年龄：多始发于青春期。

（3）皮损特点：妇女多见，初为上唇，渐扩展至颏和颊、小腿、大腿、前臂、腹、胸及上背部，出现异常增多的毛发，原有细而软的毳毛逐渐成为粗而硬的终毛。

【鉴别诊断】

1. 多毛症

多毛症表现为在无毛区（仅有毳毛生长的部位）出现均匀分布的毛发生长，毛干细长而均一。病因不清，可能有遗传因素。妇女多毛症是指男性型的毛发生长，在雄激素敏感部位出现终毛的生长，如上唇、额和颊、胸和上背部等，这些毛发的毛干粗。妇女多毛症源于雄激素刺激。

2. 男性化

男性化具有除多毛症外更广泛的雄激素引起的改变，如痤疮、雄激素源性秃发、阴蒂增大、声音低沉等。

3. 毛发过多

毛发过多是指非性征毛发的过度生长，部位集中在前额、小腿和上臂，毛发通常较细，不是由雄激素过多或不正常的雄激素代谢引起，而与遗传、特定的药物和物理刺激相关。

【中医辨证】

1. 肾精亏损证

出生后即有全身硬毛，面部形如猫脸，牙齿发育异常，患者多有家族史，累代不绝。舌体瘦红，舌质红苔少或无苔，脉沉细。

2. 阴津耗伤证

常在热病之后，或青春期后，出现多毛症状，多见于女性上唇、颊旁和颌部，亦见于长期使用糖皮质激素、苯妥英钠等药物治疗者，伴口干，便秘溲赤。舌质红苔少或净，脉象细数。

【中医疗法】

1. 辨证施治

（1）肾精亏损证：治宜滋阴补肾，清降虚火。方药，知柏地黄汤加减方：知母6g，黄檗6g，熟地黄30g，山茱萸肉6g，牡丹皮6g，女贞子6g，菊花6g，玄参6g，黑芝麻10g，水煎服。

（2）阴津耗伤证：治宜养阴生津，祛风通络。方药，养血润肤饮加减方：熟地黄30g，生地黄30g，当归15g，益母草10g，升麻6g，天冬10g，麦冬10g，石斛10g，天花粉12g，生牡蛎30g（包煎），川芎10g，水煎服。

2. 外用药物治疗

祛毛散：生牡蛎 30g，炉甘石 30g，海浮石 15g，月石 10g，冰片 1g 分别研细混匀，纱布包扑患处，每日 2 次。

3. 其他疗法

（1）毫针法：针对特发性妇女多毛症。①取穴 1：肝俞、肾俞、心俞、三阴交、太冲、太溪。方法：取双侧穴位，用平补平泻法，中等刺激。留针 20min，每日 1 次。②取穴 2：合谷、列缺、足三里、上巨虚、膈俞、脾俞。③方法：背俞穴针尖向椎体方向深 1.2 寸，列缺向肘部方向斜刺；合谷直刺，深 1.0 寸；足三里、上巨虚穴针尖略向膝部斜刺。留针 20min，隔日 1 次。

（2）耳针法：针对特发性妇女多毛症。①取穴：肝、肾、脾、肺、内分泌、皮质下、肾上腺、子宫。②方法：每次取 4～5 穴，耳针或压豆，隔日 1 次，两耳轮换。

【西医治疗】

1. 系统药物治疗

（1）先天性多毛症：为基因突变的遗传疾病，一般内服药物治疗无效，可采用外治法脱毛。

（2）后天获得性多毛症：应积极寻找致病原因，祛除诱因。有效的治疗方案是联合应用抑制卵巢功能、防止新生毛和电解消除陈旧的毛发，但要注意不良反应。

2. 其他疗法

可以选择化学脱毛、电解法、脉冲激光。

【防治】

（1）不能滥用药物，尤其是外用糖皮质激素药物。
（2）多食鲜嫩多汁的水果、蔬菜，忌食辛辣厚味、肥甘酒酪。

五、斑秃

斑秃（alopecia areata）又名圆形脱发，是一种以头发突然成片脱落，局部皮肤正常，自觉症状不明显的常见皮肤病。本病可发生于任何年龄，但尤以青年人患病更为普遍，常在过度劳累、睡眠不足或受到刺激后发生。本病相当于中医"油风"。

【病因病机】

1. 西医病因病机

目前认为斑秃与精神神经因素过度紧张、受惊恐、内分泌功能失调等有关，也有人认为与自身免疫有关。

2. 中医病因病机

本病多因过食辛热、炙煿之味，或情志抑郁化火，损阴耗血，血热生风，风气上蹿于巅顶，毛根失于阴血濡养，而风动发落；或瘀血阻络，新血不能养发，故发脱落；或气血亏虚，发失所养；或肝肾不足，精不化血，血虚不能养发，发失生长之源，故而脱发。

【诊断要点】

（1）部位：好发于头皮，亦可发生于全身有毛发的部位。
（2）发病年龄：可发生于任何年龄，但以青壮年居多。
（3）皮损特点：为突然发生的非炎症性、非瘢痕性的片状、圆形、椭圆形或不规则形局限性脱发。
（4）自觉症状不明显。
（5）病程有自愈倾向。有些患者呈进行性发展，全部头发脱落成全秃，甚至少数严重患者全身毛发脱落而成普秃。

【鉴别诊断】

雄激素源性脱发：主要发生于青壮年男性，亦可见于部分女性，表现为头发油腻发亮，如同擦油一样；或见大量灰白色糠秕状鳞屑脱落，头发干燥变细，缺乏光泽，自觉瘙痒，病程迁延日久，在头顶部位或者前额两侧呈均匀性或对称性脱发，极少累及颞部和枕部头发，患处皮肤光滑且亮，病程经过缓慢。

【中医辨证】

1. 血热生风证

突然脱发，进展很快，头发常是大把脱落，偶有头皮瘙痒，部分患者伴有头部烘热，心烦易怒，急躁不安，个别患者还会发生眉毛、胡须脱落的现象。舌质红苔薄黄，脉弦数。

2. 血瘀毛窍证

头发脱落前，先有头痛、偏头痛，或头皮刺痛等自觉症状，继而头发呈斑块状脱落，日久则出现全秃一类的严重脱发，多数患者伴有夜多噩梦，或烦热难以入睡、龄齿等症状。舌质紫暗或有瘀斑苔薄白，舌底脉络曲张，脉沉细或涩弦。

3.气血两虚证

多因久病、病后、疮后或产后，气血两耗而作，脱发往往渐进加重，范围由小到大，在脱发区还能见到少数散在性参差不齐的残存头发，但轻轻触摸就会脱落，头皮松软光亮，伴有唇白、心悸、气短语微、头昏嗜睡、倦怠无力等全身症状。舌质淡白苔薄白，脉虚细弱。

4.肝肾不足证

平素头发焦黄或花白，发病时头发常以均匀的方式大片脱落，病情严重时还会相继出现阴毛、腋毛乃至毳毛的脱落，患者年龄平均在40岁以上，伴有面色㿠白，肢冷畏寒，头昏耳鸣，腰膝酸软等症。舌质淡红苔少或剥苔，脉沉细。

【中医疗法】

1.辨证施治

（1）血热生风证：治宜清肝泻火。方药：龙胆泻肝丸加减。龙胆草10g，黄芩10g，黄连6g，竹叶6g，生地黄15g，天麻10g，生石决明20g，珍珠母20g，羚羊角粉0.6g等加减，水煎服。

（2）血瘀毛窍证：治宜活血通窍。方药：通窍活血汤加减。赤芍10g，川芎10g，桃仁10g，红花10g，丹参10g，王不留行10g，生姜6g，当归10g，老葱少许等加减，水煎服。

（3）气血两虚证：治宜益气养血。方药：八珍汤加减。太子参10g，白术10g，茯苓15g，炙甘草10g，熟地黄10g，白芍10g，当归10g，川芎10g，生姜6g，大枣10g等加减，水煎服。

（4）肝肾不足证：治宜滋补肝肾。方药：七宝美髯丹加减。何首乌15g，菟丝子10g，当归10g，枸杞子10g，怀牛膝10g，补骨脂10g，黑芝麻30g，女贞子15g，旱莲草15g等加减，水煎服。

2.单方及成药

辨证选择养血生发胶囊、何首乌片、七宝美髯丹、神应养真丹、健身宁、滋补肝肾丸等。

3.外用药物治疗

（1）生发健发酊外擦患处，每日2次。

（2）毛姜外擦，或川乌粉适量醋调外擦，每日2~3次。

（3）鲜生姜块外擦，或用鲜生姜切成薄片，烤热后反复摩擦患处，每日1次。

（4）斑蝥、紫槿皮、樟脑适量，以白酒适量浸泡两周后，过滤取汁外用。

（5）冬虫夏草酒外擦。

（6）头皮发痒，脱发较重，选用海艾汤：海艾、菊花、薄荷、防风、藁本、藿香、甘松、蔓荆子、荆芥穗各10g，水煎取药液，用毛巾蘸药液濯洗患处，每日2～3次，既能止痒，又能延缓头发的脱落。

4. 针灸疗法

（1）毫针法：①邻近取穴法，主穴百会、头维，生发穴（风池与风府连线的中点），配穴翳明、上星、太阳、风池、鱼腰透丝竹空，安眠穴（合谷与三间连线的中点）。用泻法，每次取穴5～6个，交替应用，2～3d针刺1次。②循经取穴法，主穴足三里、三阴交，配穴头维、足临泣、挟溪、昆仑、太冲、太溪。用泻法，每次取穴3～5个，每日针刺1次。③局部围刺法，斑秃区常规消毒后，用32～35号针呈15°角，斜刺于皮损区四周，留针15～30min，每隔5min捻转1次，隔日针刺1次。

（2）耳针法：取穴肾、肺、交感穴。常规消毒，探刺得气，留针20～30min，每隔5～10min捻转1次，间日针1次。

（3）水针法：取穴肺俞、肾俞、魄户，每次1穴。交替使用。穴位注射无菌鸡胚组织液3mL（每个鸡胚供治疗1次用），每月1次，2～3次为1个疗程。

（4）梅花针法：先用75%乙醇在斑秃区常规消毒后，再用梅花针轻巧而均匀地叩刺皮损区，直至皮肤轻度发红，或有少许渗血为宜，间日叩刺1次。

（5）梅花针加灸法：将斑秃周围毛发剃掉，局部消毒。用梅花针叩刺，使之微渗出血，用老生姜擦至灼热感，然后用艾条灸，温度以能忍受为度，灸2～3min，每日1次，连续治疗。

（6）电针水针法：用电梅花针叩打斑秃局部和风池穴，致皮肤微红或微出血为度；由上至下叩脊柱正中，各椎体间横叩刺三下；每次叩打10～15min，每日1次或隔日1次，14d为1个疗程，疗程间隔7～10d。在间隔期间配合八珍汤、神应养真丹等中药内服，亦可用当归或丹参注射液穴位注射（肾俞、膈俞、三阴交），每次2～3穴，每穴1～2mL，隔日1次，10次为1个疗程，一般需1～4个疗程。

（7）可在脱发处用七星针移动击刺，每日1次。

5. 推拿按摩

（1）风池颈背按摩法：术者用左手托住患者前额头部，用右手拇指、示指用力挤按风池部或风池穴下二横指的颈背两侧皮下肌腱或皮下结节处，每日1次，每次重挤按1～2min，以病人感觉到酸痛、全身发热、前额部出汗为度，可坚持1～2个月。

（2）穴位按摩法：指压百会、印堂、风池（双）、肩三针（双）、内关（双）、曲池（双）、合谷（双）、足三里（双）、解溪（双）、三阴交（双）、涌泉（双）等穴。每穴2～3min，均匀用力，轻重适当。病人感觉全身发热，酸麻胀感明显为止。每日1次，每次共30min左右。

6. 割耳疗法

耳郭、耳轮常规消毒，取尖手术刀割双耳内分泌区，其深度以不超过耳软骨为限，割后包扎，每周 1 次，连割 4 次为 1 个疗程。

7. 划痕疗法

先用 2% 碘酊，后用 75% 乙醇严密消毒斑秃区。术者拇指、示指执尖形手术刀，在斑秃皮损区划痕。每条刀痕长 0.5cm，相互平行，刀痕间隔 0.3cm；刀痕深度以划破真皮浅层为度，指征是其外观可见到少量血液渗出，多数是血清溢出。划痕后即用明矾细末撒布创面，并以消毒纱布覆盖。第 2 次划痕时，刀痕方向与第 1 次刀痕垂直，使之交织成网状。每隔 5d 进行 1 次，连续 6 次为 1 个疗程。

【西医治疗】

1. 外用药物治疗

（1）局部刺激剂：常用 1% 辣椒酊，0.05% 盐酸氮芥等。也可先用 1% ~ 2% 二硝基氯苯局部外涂，每日 1 次，使局部红肿致敏后再改用 0.1% ~ 0.5% 二硝基氯苯溶液每日外涂 1 次。

（2）扩张血管药物：1% ~ 3% 米诺地尔（长压定）溶液。

（3）糖皮质激素：0.1% ~ 0.3% 去万溶液（曲安西龙、二甲基亚砜）、0.1% 曲安西龙（去炎松）霜外涂局部，或曲安西龙混悬液 0.5 ~ 1mL（25mg/mL）加 1% ~ 2% 普鲁卡因 1 ~ 2mL，分点做皮下或皮内注射。

2. 系统药物治疗

（1）一般治疗：口服或肌内注射维生素 B_1、谷维素、胱氨酸等。

（2）镇静药：精神紧张，睡眠不足的患者可以服用地西泮（安定）、艾司唑仑（舒乐安定）。

（3）糖皮质激素：对于全秃、普秃的患者其他疗法无效时可小剂量使用糖皮质激素，如泼尼松 10mg/ 次，3 次 /d，见效后逐渐减量维持 2 ~ 3 个月。

3. 其他疗法

（1）光化学疗法：脱发区外用 0.1% ~ 0.3% 的 8- 甲氧沙林（8-MOP）溶液，30min 后，照射长波紫外线（UVA），每周 2 ~ 3 次，逐渐增加 UVA 量。

（2）共鸣火花、音频电疗等。

【防护】

（1）注意劳逸结合，保持心情舒畅，切忌烦恼、悲观、忧愁和动怒。

（2）饮食要多样化，克服和改正偏食的不良习惯。

（3）讲究头发卫生，不要用碱性太强的肥皂洗发，理发后尽量少用电吹风。

（4）在调治中要有耐心，不要频繁更改处方。

六、雄激素源性脱发

雄激素源性脱发（androgenetic alopecia），亦称早秃、男性型秃发，由雄激素引起，曾因强调此种脱发伴有皮脂溢出增多而称之为脂溢性脱发。男性常见，具遗传倾向，往往先从前额两侧及顶部开始变得稀疏，导致前额发际后退。包括男性型脱发和女性弥漫性脱发。本病相当于中医"发蛀脱发""蛀发癣"。

【病因病机】

1. 西医病因病机

本病有遗传因素，可能与雄激素水平有一定关系。

2. 中医病因病机

中医认为本病多因先天异禀或因饮食不节，过食辛辣肥甘厚味，致使胃肠湿热，湿热上攻于肺，肺胃湿热上蒸于头，外感毒邪，湿阻经络，毛发失养而为本病。

【诊断要点】

（1）部位：多见于头顶、前额两侧，极少累及颞部和枕部。

（2）发病年龄：多发生于青壮年男性，亦可见于部分女性。

（3）皮损特点：表现为头发油腻发亮，如同擦油一样；或见大量灰白色糠秕状鳞屑脱落，头发干燥变细，缺乏光泽，头发往往先从前额两侧及顶部开始变得稀疏，导致前额发际后退甚至秃顶。患处皮肤光滑且亮，或遗留少许细软毛发或毳毛。

（4）自觉头皮瘙痒。

（5）病程经过缓慢。

【鉴别诊断】

1. 斑秃

斑秃为突然发生的非炎症性、非瘢痕性的片状局限性脱发，一般自觉症状不明显，可发生于全身任何长毛部位。

2. 脂肿性秃发

脂肿性秃发是一种罕见的以头皮疼痛、感觉异常或瘙痒、秃发、短发和头皮增厚为主症的综合征。

【中医辨证】

1. 血热风燥证

头发干燥，略有焦黄，稀疏脱落，搔之则有白屑叠飞，落之又生，自觉头部烘热，头皮燥痒。舌质红苔薄黄微燥，脉弦滑。

2. 脾胃湿热证

平素恣食肥甘厚味过多，头皮潮湿，状如油擦，甚则数根头发彼此粘连一起，鳞屑油腻呈橘黄色，固着很紧，难以涤除。舌质红苔黄腻，脉滑数。

【中医疗法】

1. 辨证施治

（1）血热风燥证：治宜凉血消风。方药，凉血消风散加减：生地黄 15g，白茅根 15g，生石膏 15g，玄参 10g，知母 10g，牛蒡子 10g，荆芥 10g，防风 10g，甘草 6g，升麻 6g，金银花 15g，侧柏叶 15g，水煎服。

（2）脾胃湿热证：治宜健脾祛湿。方药，祛湿健发汤加减：炒白术 15g，泽泻 15g，猪苓 15g，车前子 15g，川芎 6g，赤石脂 15g，白鲜皮 15g，黑桑葚 30g，干生地黄 30g，熟地黄 30g，首乌藤 15g，川草薢 15g，水煎服。

2. 单方及成药

辨证选择除湿丸、二妙丸、润肤丸、滋补肝肾丸、七宝美髯丹、健身宁、首乌片、神应养真丹等。

3. 外用药物治疗

（1）脱脂水剂：透骨叶 30g，皂角（打碎）30g，煎水 2 000mL 外洗患处以止痒脱屑，去油护发。

（2）祛脂方：山豆根、桑白皮、石菖蒲、五倍子、透骨草、皂角刺各 15g，浓煎 1 000mL 洗头，每日 1 次以去脂止痒护发。

（3）侧柏叶 30g，榧子 2 个，核桃肉 2 个，捣烂浸雪水，梳发时涂上，则发润而不落。

（4）柏叶、桑根白皮，煎汁沐之，再以木瓜浸油润之。

4. 针灸疗法

（1）血热风燥证：主穴百会、四神聪、头维、生发穴（风池与风府连线的中点）。配穴：安眠（合谷与三间连线的中点）、翳风、翳明、上星、太阳、风池、鱼腰、丝竹空。每日或隔日针刺 1 次，每次选取 5 ~ 7 穴，交替使用，随症加减，视体质强弱及证情虚实运用补泻手法，可不留针，或用电针，10 次为 1 个疗程。治疗期间嘱患者每日早晚自行按摩头皮。

（2）脾胃湿热证：主穴百会、四神聪、头维、生发穴。配穴：皮脂溢出过多，配上星；失眠，配安眠或翳风。诸穴行捻转泻法，每日或隔日 1 次，留针 20 ~ 30min，10 次为 1 个疗程。

【西医治疗】

1. 外用药物治疗

（1）米诺地尔：常配制成 2% ~ 5% 溶液外涂，每日 2 次。至少连用 3 ~ 6 个月方可见效，有效率为 50% ~ 80%。

（2）维 A 酸：0.025% 维 A 酸酒精溶液加 0.5% ~ 1% 米诺地尔溶液外用，每日 2 次，有效率可达 50%。

（3）环孢素：1% ~ 2% 溶液外用可促进毛发生长。

（4）二氮嗪：3% 溶液外用可促进毛发新生。

2. 系统药物治疗

（1）非那雄胺：口服，1mg，每日 1 次。

（2）螺内酯：口服，每日 3 次，每次 20mg，连服 1 ~ 6 个月，可作为辅助治疗。

（3）西咪替丁：口服，每日 3 次，每次 200 ~ 400mg，连服 1 ~ 2 个月，可作为辅助治疗。肝、肾功能不全者慎用。

（4）环丙孕酮：用于女性弥漫性脱发患者。于月经周期的第 5 ~ 25 天服用，每日 2 次，每次 50mg，可连服 3 ~ 6 个月。常需同时口服炔雌醇（乙炔雌二醇），0.025 ~ 0.05mg，每晚 1 次。肝、肾功能不全者及未成年人忌用。

3. 手术疗法

经长期药物治疗无效的重度雄激素源性脱发患者，可考虑手术治疗，包括毛发移植术、头皮缩减术及头皮扩张术等。

【防护】

（1）本病与先天素质有关，疗效较差，需要坚持长期进行治疗。

（2）生活规律，保持心情舒畅，避免过劳及精神刺激。

（3）宜多食富含碘、钙、铁、维生素 E 多的鲜奶、海带、紫菜、甲鱼、黑芝麻及黄绿色蔬菜、水果等。减少糖和脂肪的摄入，避免辛辣刺激品，如辣椒、烟酒。少食煎炸食品。

（4）每周洗头 1 ~ 2 次。

七、唇炎

唇炎（cheilitis）是各种致病因素引起的唇部炎症性疾病的总称。根据不同的病因和临床表现又可进一步分为接触性唇炎、光线性唇炎、剥脱性唇炎、肉芽肿性唇炎、浆细胞性唇炎等。本病相当于中医"唇风""紧唇""唇疮"。

【病因病机】

1. 西医病因病机

本病病因及发病机制可能与外界物理性、化学性、生物性刺激等有关。

2. 中医病因病机

中医认为本病多因嗜食辛辣厚味，胃热熏蒸，脾胃失调，湿热内生，蓄而化火，上蒸于唇，复感风热侵袭，湿火风热互结，灼唇而发；或素体阴血不足或久病气血两亏，气虚不能卫外，血虚不能滋养而致。

【诊断要点】

1. 急性唇炎

（1）诱发因素：发病前或近期内有明确的接触刺激物史。

（2）发病年龄：任何年龄段均可发病。

（3）皮损特点：唇部急性肿胀、充血、渗出、裂口、继而糜烂、破溃、表面覆盖痂皮。若继发细菌感染，可形成浅表性溃疡，并有脓性分泌物。若唇部腺体受侵犯，可引起唇部多发性小脓肿，并向深部发展形成瘘管。

（4）自觉症状：局部可有不同程度的刺痛、烧灼感、疼痛感，说话或进食时症状加重，唇部活动常常受限。

（5）病程：若治疗不及时或不彻底可转化成慢性唇炎。

2. 慢性唇炎

（1）诱发因素：由长期慢性刺激引起，或由于急性期未彻底治疗导致。

（2）发病年龄：任何年龄段均可发病。

（3）皮损特点：早期以脱屑为主，反复发作，厚薄不等，撕去后又出现新的脱屑。如此反复，唇部组织增厚，肿硬，失去弹性。可有轻度糜烂和少量分泌物，一般不形成溃疡，口唇表面可以出现皲裂。长期不愈者，口唇表面粗糙，可出现浸润性斑块和结节。

（4）自觉症状：局部症状较轻，可有轻度的刺感、灼感、紧绷感。

（5）病程：慢性渐进性。

（6）组织病理：组织病理上若有上皮异形性及不典型增生，则应考虑黏膜白斑病。

3. 接触性唇炎

（1）诱发因素：有明确的唇部化妆品接触历史。

（2）皮损特点：病变范围及症状轻重与接触面积、刺激物的强弱有一定关系。急性期唇黏膜肿胀、水疱甚至糜烂结痂；轻者仅有局部脱屑；长期不愈者成慢性损害时可见口唇肿胀、浸润、肥厚、弹性差、干燥、皲裂，亦可发展成白斑和疣状结节，甚至有癌变可能。

（3）自觉症状：局部瘙痒、疼痛。

（4）病程：除去刺激后，症状可以减轻或消失。

4. 剥脱性唇炎

（1）部位：下唇唇红部为好发部位。

（2）发病年龄：多见于年轻女性。

（3）皮损特点：局部表现为干燥、结痂、脱屑、裂口等。患者常常有咬唇、舔唇等陋习。

（4）自觉症状：自觉疼痛。

（5）病程：慢性经过，数月至数年不等。

5. 光线性唇炎

（1）诱发因素：与日光照射密切相关。

（2）好发人群：多见于男性，农民、渔民及户外工作者多发。

（3）皮损特点：急性期肿胀、充血、继而糜烂，表面盖以黄棕色血痂，痂下分泌物聚集，继发感染后有脓性分泌物，并形成浅表溃疡。慢性损害以唇部干燥、脱屑，日久增厚、变硬、失去正常弹性，甚至出现白斑。

（4）自觉症状：局部进食、说话时不适感，重者灼热、刺痛。

（5）病程：可为急性或慢性病程，慢性病程可逐渐发展引起一种癌前期病变。

6. 肉芽肿性唇炎

（1）部位：一般常从一侧发病，逐渐向一侧侵犯；有时可上下唇同时发病。病变可累及颊部、前额、头皮。

（2）发病年龄：青年或中年发病。

（3）皮损特点：早期表现为唇部弥漫性水肿，类似血管神经性水肿，渐唇部外观呈肥厚、肿胀、有硬结感，形成巨唇。可触及颗粒状结节，触压时不产生压痕。唇部肿胀时轻时重，但不能完全恢复正常。

（4）自觉症状：局部多有不适、刺麻、疼痛感，可伴有局部淋巴结肿大、发热和轻度全身症状。

（5）组织病理：有肉芽肿改变。

7. 浆细胞性唇炎

（1）部位：下唇为主，上唇亦可受侵犯。

（2）皮损特点：初为疼痛性或无痛性溃烂面或水肿性斑块，黏膜浸润肥厚，表面结痂脱屑，后期可有萎缩。

（3）自觉症状：局部疼痛感。

（4）病程：经过慢性。

（5）组织病理：以浆细胞浸润为主。

【鉴别诊断】

1. 慢性盘状红斑狼疮

应与光线性唇炎和剥脱性唇炎相鉴别，唇部慢性盘状红斑狼疮为限局性病变，境界清楚，边界浸润，中央萎缩有鳞屑附着，毛细血管扩张，唇部之外的面部常有典型皮疹。

2. 扁平苔藓

应与光线性唇炎等相鉴别，扁平苔藓以颊黏膜为主，为多角形扁平丘疹，可相互融合成斑块。

3. 口角炎

口角炎是口角的一种慢性、对称性炎症。常为原发性白念珠菌和金黄色葡萄球菌感染，或在擦烂的基础上继发感染所致。临床上可表现口角部位红斑、水肿、渗液、结痂、皲裂，长期口角炎可呈肉芽肿样改变。

【中医辨证】

1. 胃热挟风证

急性发病，唇红肿，局部有灼热、痒痛感，继而干燥、裂口、疼痛等，伴口苦，口臭，喜冷饮，小便黄，大便秘结。舌质红苔薄黄，脉数。

2. 脾胃湿热证

唇部肿胀色红，有小水疱或渗液，继而糜烂、结痂，皲裂，甚至溢脓，灼痒痛感，伴口干苦而不欲饮，脘腹胀满，饮食欠佳，小便黄，大便黏软不爽。舌质红苔黄腻，脉滑数。

3. 阴虚血燥证

病情反复发作，患唇淡红，肿胀，皲裂，痂皮，脱屑或溃疡久不愈合，自觉燥痒，伴面色无华，心烦不安，口渴，食欲缺乏，腹胀乏力。舌质红苔少，脉细数。

【中医疗法】

1. 辨证施治

（1）胃热挟风证：治宜清胃祛风，解毒润燥。方药，凉膈散加减：连翘 10g，栀子 10g，黄芩 12g，淡竹叶 10g，生石膏 30g，知母 10g，防风 10g，刺蒺藜 10g，白芷 10g，生地黄 15g，升麻 10g，甘草 3g，水煎服。

（2）脾胃湿热证：治宜清热除湿，健脾和胃。方药，清脾除湿饮加减：茯苓 12g，黄芩 12g，白术 10g，苍术 10g，厚朴 10g，生地黄 15g，泽泻 10g，猪苓 12g，茵陈 12g，淡竹叶 10g，桔梗 10g，生甘草 6g，水煎服。

（3）阴虚血燥证：治宜清热滋阴，养血润燥。方药，养血润肤饮加减：熟地黄 15g，生地黄 15g，牡丹皮 10g，麦门冬 10g，当归 10g，五味子 10g，白芍 10g，山茱萸 10g，生黄芪 15g，玄参 12g，茯苓 12g，玉竹 15g，水煎服。

2. 单方及成药

辨证选择导赤丸、黄连上清丸、二妙丸、六味地黄丸、人参丸、归脾丸、参苓白术丸、复方秦艽丸及润肤丸等。

3. 外用药物治疗

复方黄连膏、甘草油、紫草油、蛋黄油或 10% 黄檗溶液外敷。

【西医治疗】

1. 外用药物治疗

局部外用硅霜、糖皮质激素制剂、抗生素软膏等。

2. 系统药物治疗

（1）可口服维生素 E、维生素 C 或 B 族维生素，必要时应用羟基氯喹或糖皮质激素。

（2）如合并化脓性感染，应全身使用抗生素。

【防护】

（1）避免刺激，纠正不良习惯。

（2）避免强烈日光照射。

（3）忌辛燥刺激之品。

第二节 变态反应性皮肤病

一、接触性皮炎

接触性皮炎（contact dermatitis）是指皮肤、黏膜接触某些外界物质后，主要在接触部位发生的炎症反应性皮肤病。可引起本病的物质主要有动物性、植物性和化学性物质三大类，其中尤以化学性物质致病为多见。本病相当于中医"漆疮""膏药风"。

【病因病机】

1. 西医病因病机

（1）原发性刺激：多为细胞毒性或腐蚀刺激性物质，如强酸、强碱、斑蝥和某些刺激性较强或浓度较大的化学物质等。能直接损害人体细胞，使蛋白凝固，细胞坏死，无个体选择性，任何人接触后均可立即产生皮炎，而无潜伏期。

（2）变态反应性刺激：主要为第 Ⅳ 型变态反应（迟发性变态反应）。刺激因子（变应原）作用于皮肤和黏膜后，仅少数具有特异性过敏体质的人可发病，初次接触后并不立即发病，而是需要 4 ~ 12d（平均 7 ~ 8d）的潜伏期，使机体先致敏，再次接触该物质后，可在 12h 左右（一般不超过 72h）即可发生皮炎。此种反应最多见。

2. 中医病因病机

中医认为本病多因禀赋不耐，外受辛热之毒（或接触某种物质），皮毛腠理不密，毒热蕴于肌肤而发病。

【诊断要点】

1. 刺激性接触性皮炎

刺激性接触性皮炎是刺激物对皮肤细胞的直接损伤所致。任何人接触后均可发病。其程度与该物质的化学性质、浓度、接触时间及范围有关。

（1）部位：接触强酸、强碱、芥子气、斑蝥、有机溶剂等刺激物后很快在局部出现自觉症状及皮疹。皮损范围及形状与接触物、接触部位一致。

（2）发病年龄：可发生于任何年龄的人。

（3）皮损特点：以边界清楚的红斑、丘疹为主，严重时可有肿胀、大疱、糜烂，甚至皮肤坏死、溃疡等。

（4）自觉症状：自觉瘙痒甚至疼痛。

（5）病程：脱离接触物后，常可较快恢复。

2. 变态反应性接触性皮炎

变态反应性接触性皮炎是由于接触致敏原后诱发的Ⅳ型皮肤迟发性变态反应，人群中只有少数已致敏者接触后会发病。

（1）潜伏期：发病有一定潜伏期，从数小时至数天不等，一般再次接触后，多于24 ~ 48h发病。

（2）部位：常见接触染发剂、化妆品、动物的皮毛、昆虫的分泌物以及植物中的荨麻、生漆等物质，局部出现自觉症状及皮疹。皮疹发生部位及范围多与致敏原接触部位一致，境界清楚，好发于双手及暴露部位。

（3）发病年龄：可发生于任何年龄的人。

（4）皮损特点：皮疹可为红斑、丘疹，严重时肿胀、水疱、大疱，但临床所见以单一损害为主。

（5）自觉症状：自觉瘙痒剧烈，有烧灼的胀感，全身症状多不明显。

（6）病程：病程有自限性，急性经过，去除病因，处理得当，1 ~ 2周可自愈。

（7）实验室检查：做斑贴试验有助于确定致敏原。

【鉴别诊断】

1. 急性湿疹

皮损为多形性，对称性分布，部位不定，边界不清楚，病程较长，易转变为慢性。无明显接触史。

2. 颜面丹毒

皮疹以水肿性红斑为主，形如云片，色若涂丹。自感灼热，疼痛而无瘙痒。全身症状严重，常有寒战，高热，头痛，恶心等症状。无接触史。

【中医辨证】

湿毒外袭，肌肤蕴热证：皮损边界清楚，局部潮红、肿胀、水疱、糜烂、渗出，严重者伴有口渴、便干尿黄。舌质红苔薄白或微黄，脉弦滑或微数。

【中医疗法】

1. 辨证施治

湿毒外袭，肌肤蕴热证：治宜清热、凉血、解毒。方药，清热除湿汤加减：龙胆草10g，黄芩10g，白茅根30g，生地黄30g，车前草15g，蒲公英15g，大青叶15g，甘草10g，水煎服。

2. 单方及成药

辨证选择龙胆泻肝丸、除湿丸、二妙丸、复方秦艽丸等。

3. 外用药物治疗

参照湿疹。

【西医治疗】

1. 外用药物治疗

（1）急性期渗出明显时用3%硼酸溶液。

（2）亚急性、慢性期可酌情选用低浓度角质形成剂，如3%黑豆馏油膏、糖皮质激素等涂搽患处。

2. 系统药物治疗

抗组胺药及维生素 C，或选用 10% 葡萄糖酸钙、硫代硫酸钠。严重时选用糖皮质激素内服或注射。

【防治】

（1）寻找、去除病因并避免再次接触。
（2）局部避免热水烫洗、搔抓刺激。

二、湿疹

湿疹（eczema）是一种常见的过敏性炎症性皮肤病。以多形性皮疹、倾向湿润、对称分布、易于复发和慢性化、自觉剧烈瘙痒为特点。本病相当于中医"湿疮""浸淫疮""旋耳疮""绣球风"。

【病因病机】

1. 西医病因病机

病因较复杂，目前认为属过敏性疾病，为第Ⅳ型变态反应，过敏原可来自外界，亦可来自机体内部。湿疹患者多具有过敏性体质。

2. 中医病因病机

中医认为本病多因饮食失节，嗜酒或过食腥发动风之品，伤及脾胃，脾失健运，致湿热内蕴。又外感风湿热邪，内外两邪相搏，充于腠理，浸淫肌肤或素体虚弱，脾为湿困，肌肤失养，或湿热蕴久，耗伤阴血，化燥生风，致血虚风燥，肌肤甲错而发病。

【诊断要点】

（1）部位：皮疹可发生在任何部位，但以外露部位及屈侧为多见，多对称分布。
（2）发病年龄：可发生于任何年龄。
（3）皮损特点：按皮损表现特点分为急性、亚急性和慢性湿疹三种。
①急性湿疹：为多数粟粒大小红色丘疹、丘疱疹或水疱，尚有明显点状或小片状糜烂、渗液、结痂，损害境界不清。合并感染者可出现脓疱，脓性渗出液及痂屑等。②亚急性湿疹：常因急性湿疹处理不当迁延而来，皮损以红色丘疹、斑丘疹、鳞屑或结痂为主，兼有少数丘疱疹或水疱及糜烂、渗液。③慢性湿疹：多由急性、亚急性湿疹反复不愈转化而来，亦可一开始即呈慢性损害。皮损为暗红色或棕红色斑丘疹，常融合增厚呈苔藓样变，表面

有脱屑、抓痕和血痂。周围散在少数丘疹、丘疱疹。皮损在一定诱因下可急性发作。

（4）自觉症状：自觉瘙痒剧烈。

（5）病程：病程不规则，常反复发作，迁延难愈。

（6）特殊型湿疹：其临床表现、病程与一般湿疹不完全一样，如自身敏感性湿疹、传染性湿疹样皮炎、钱币状湿疹、婴儿湿疹、裂纹性湿疹。

（7）自身敏感性湿疹：这种湿疹是患者对自身内部或皮肤组织所产生的某种物质过敏而引起的。发病之前，在皮肤某部常有湿疹病变，面积大小不定，较多见为钱币状湿疹或小腿湿疹。由于过度搔抓，外用药物的刺激，或并发感染使湿疹恶化，红肿糜烂，渗出明显增加，加之处理不当，疮面不洁，使组织分泌物、细菌产物等形成一种特殊的自身抗原，被吸收而产生致敏作用，结果在其附近及全身泛发。从原发皮损至发生全身泛发一般需经 7 ~ 10d。常突然出现全身对称性、淡红或鲜红色、群集性的丘疹、丘疱疹及小水疱，偶有玫瑰糠疹样发疹。自觉瘙痒剧烈。

【鉴别诊断】

1. 变态反应性接触性皮炎

变态反应性接触性皮炎，有接触史，病变多局限于接触部位，皮疹多为单一形态，境界清楚，去除病因后易治愈或自愈。

2. 神经性皮炎

神经性皮炎常见于颈项部两侧、肘膝关节伸侧及尾骶部等处。典型损害为平顶肤色或淡红的丘疹，密集成片，呈苔藓样改变，无渗液，瘙痒呈阵发性加剧。

【中医辨证】

1. 湿热浸淫证

发病急，病程短，皮损潮红、肿胀、渗出显著，伴心烦、口渴、大便秘结、小便短赤。舌质红苔薄白或黄，脉弦缓或滑数。

2. 脾虚湿盛证

病程日久，皮损粗糙、肥厚或兼有少许渗液，见抓痕、鳞屑，伴瘙痒甚，口渴不思饮，大便不干或有溏泻。舌体胖或有齿痕，舌质淡苔白或腻，脉沉缓或滑。

3. 血虚风燥证

慢性经过，皮损肥厚，角化皲裂，或有抓痕、血痂，伴瘙痒。舌质淡苔薄白，脉沉细或沉缓。

【中医疗法】

1. 辨证施治

（1）湿热浸淫证：治宜清热利湿，凉血解毒。方药，龙胆泻肝汤加减：龙胆草10g，黄芩10g，白茅根30g，生地黄15g，大青叶15g，车前草30g，生石膏30g，六一散^{（包）}30g，水煎服。

（2）脾虚湿盛证：治宜健脾燥湿，养血润肤。方药，除湿胃苓汤加减：赤苓皮15g，生白术10g，黄芩6g，生栀子6g，泽泻6g，茵陈6g，枳壳6g，生地黄12g，竹叶6g，灯芯3g，生甘草10g，水煎服。

（3）血虚风燥证：治宜养血疏风，除湿润燥。方药，湿疹三号加减：党参10g，云苓10g，苍术10g，白术10g，当归10g，丹参10g，鸡血藤15g，赤芍20g，白芍20g，生地黄15g，陈皮6g，水煎服。

2. 单方及成药辨证

选择除湿丸、二妙丸、复方秦艽丸、润肤丸、参苓白术丸、石蓝草煎剂、龙胆泻肝丸、防风通圣丸等。

3. 外用药物治疗

（1）红斑丘疹无渗出者，外扑止痒粉或松花粉等。

（2）糜烂渗出者，以马齿苋水剂或龙葵水剂湿敷，然后以植物油调祛湿散或新三妙散外用。

（3）慢性湿疹皮损肥厚，角化不明显者，外用黄连软膏、芩柏软膏、止痒药膏各半混匀或大枫子油、普榆膏等。

【西医治疗】

1. 外用药治疗

（1）急性期：①轻度红肿，丘疹，水疱而无渗液时可用炉甘石洗剂。②明显渗液可用3%硼酸溶液局部冷湿敷。③急性皮炎红肿，水疱，渗液不多时外用油调剂。有感染时可加抗生素。

（2）亚急性期：对症选用乳剂、糊剂或霜剂。

（3）慢性期湿疹：皮损苔藓化明显者，可用糖皮质激素类软膏剂。

2. 系统药物治疗

（1）抗组胺药、B族维生素、维生素C、钙剂。

（2）对于皮损泛发伴有严重继发感染者，可应用有效抗生素。

【防护】

（1）寻找病因，去除致病因素。

（2）避免各种外界刺激，如热水烫洗，暴力搔抓，过度擦拭及其他可引起患者敏感的物质，如皮毛制品的摩擦刺激等。

（3）避免易致敏和刺激的食物，如鱼、虾、浓茶、咖啡、酒类等。

（4）向患者交代防护要点，指导用药。

三、特应性皮炎

特应性皮炎（atopic dermatitis），原称异位性皮炎、遗传过敏性皮炎。其特征为本人或其家族中可见明显的异位性特点，其含义是：容易罹患哮喘、过敏性鼻炎、湿疹的家族性倾向；对异种蛋白过敏；血清中 IgE 值高；血液嗜酸粒细胞增多、典型的异位性皮炎除有特定的湿疹临床表现外，还具有上述四个特点。本病相当于中医"四弯风"，赵炳南先生称之为"顽湿"。

【病因病机】

1. 西医病因病机

目前对病因的认识尚不一致，一般认为与多种因素如遗传、环境等有关，病因比较复杂。

2. 中医病因病机

中医认为本病多因禀赋不耐，脾失健运，湿热内生，感受风湿热邪，瘀于肌腠而发病或由于反复发作，缠绵不已，致使隐虚血燥，肌肤失养致病发。

【诊断要点】

（1）部位：

①婴儿期：好发于头面部，也可发展至躯干、四肢。②儿童期：皮疹好发于肘窝、腘窝。③青年及成人期：主要累及面部、眼周，也可发生在肘、腘窝或颈周等部位。

（2）发病年龄：多于生后第 2～3 个月即婴儿期开始发病，反复迁延至儿童期、成人期。

（3）皮损特点：

①婴儿期：皮疹呈急性或亚急性湿疹改变，大多数患儿至 2 岁时皮疹渐愈。②儿童期：常由婴儿期演变而来，皮损增厚呈苔藓样变。另外，也有表现为痒疹型。皮疹以四肢伸侧多见，伴浅表淋巴结肿大。大多数患者至青春发育期可自愈，少数病人则皮疹持续。③青年及成人期：皮疹对称性分布，皮肤干燥，以红斑、丘疹融合成肥厚性苔藓样改变皮损为主，表面覆灰白色鳞屑。也可有糜烂、渗液等急性湿疹改变。

（4）自觉症状：顽固性剧烈瘙痒。

（5）病程：慢性进展，迁延难愈。

（6）并发症或体征：

①家族或患者本人有过敏性疾患史，如过敏性哮喘、鼻炎、荨麻疹、花粉症等；常对异种蛋白等食物过敏。②白色皮肤划痕症呈阳性反应，乙酰胆碱皮内注射呈迟缓苍白现象。③干皮症、鱼鳞病、掌纹症（手掌皮纹加宽、增深），毛周角化。④眼周黑晕，苍白面容等。⑤易并发病毒或细菌感染。⑥眼部病变，少数可伴发白内障、视网膜脱离、青光眼、葡萄膜炎等。

【鉴别诊断】

1. 湿疹

皮损与异位性皮炎没有多大区别，但无一定发病部位，家族中常无过敏性哮喘、鼻炎、荨麻疹、花粉症或异种蛋白食物过敏史。

2. 婴儿脂溢性皮炎

常见于出生后不久的婴儿，头部局部或全部覆盖有灰黄色或棕黄色油腻状鳞屑，有时已累及眉区、鼻唇沟、耳后等处，痒轻。

【中医辨证】

脾虚血燥，肌肤失养证：病程较久，皮损粗糙肥厚，瘙痒较重，有明显抓痕、血痂，皮损颜色暗或有色素沉着。舌体胖，舌质淡苔白，脉沉缓或滑。

【中医疗法】

1. 辨证施治

（1）急性期参照急性湿疹。

（2）脾虚血燥，肌肤失养证：治宜健脾燥湿，养血润肤。方药：茯苓15g，苍术15g，白术15g，当归10g，丹参15g，鸡血藤15g，赤芍10g，白芍10g，生地黄15g，陈皮10g。

2. 单方及成药

辨证选择化食丸、除湿丸、二妙丸、润肤丸、复方秦艽丸等。

3. 外用药物治疗

参照湿疹。

【西医治疗】

参照湿疹。

【防护】

（1）尽量避免外来刺激，寻找并去除诱发加重因素。如穿着纯棉制品的衣物，注意轻、软和宽松；不要用力搔抓及摩擦皮肤，小儿自制力差，晚间可戴手套，以避免搔抓；避免过度热水肥皂等洗烫；室温适宜，不要过热。

（2）注意饮食及消化功能情况，排除患者敏感的食物。

（3）保持精神愉快，避免过度紧张劳累等。

（4）避免接触单纯疱疹、带状疱疹患者。

四、颜面再发性皮炎

颜面再发性皮炎（facial recurrent dermatitis）为在颜面发生的一种轻度红斑鳞屑性炎症性皮肤病。多发于女性。本病相当于中医"风湿疡"。

【病因病机】

1. 西医病因病机

本病发病原因尚不明。有报告与化妆品、温热、光线刺激、尘埃、花粉等过敏或刺激有关，本病可能是化妆品皮炎或季节性接触性皮炎。此外患者的卵巢功能障碍，习惯性便秘，自主神经功能紊乱，精神紧张及疲劳，消化功能障碍，B族维生素、维生素C缺乏和贫血等，亦可能为本病发病的因素。

2. 中医病因病机

外感邪毒，侵袭肌腠，肺卫失调，邪气与卫气搏于肌表；或平素血燥之体，因于脾虚纳减，生化乏源，血虚风燥，肌肤失养；或嗜食肥甘厚味，生痰生湿，湿郁化热，上蒸于面发为本病。

【诊断要点】

（1）部位：初起于眼睑周围，渐次扩展至颊部、耳前，有时累及整个颜面部，甚至发于颈部及颈前三角区，但躯干、四肢等处并不累及。

（2）发病年龄：多见于 30 ～ 40 岁女性，20 岁左右发生也不少，其他年龄及男性偶发。

（3）皮损特点：轻度局限性红斑、细小糠状鳞屑，有的可轻度肿胀。

（4）自觉症状：自觉程度不同的瘙痒，局部灼热或干燥紧绷感。

（5）病程：发病突然，约经 1 周而消退，但可再发，反复发作时可有色素沉着。发病季节多为春秋季。

【鉴别诊断】

1.颜面单纯糠疹

有色素脱失，上覆糠状鳞屑，无炎性红斑，儿童多见。

2.面部湿疹

皮疹多形性，可有丘疹或丘疱疹，有渗出或苔藓化倾向，剧痒。

3.接触性皮炎

红斑明显或有密集丘疹、水疱，有明显接触史，与季节无关。

【中医辨证】

1.肺经风热证

皮损多表现为明显红斑上覆少许鳞屑，患者自觉颜面皮肤紧绷灼热，伴轻度瘙痒，二便调或大便干，舌边尖红，苔薄白。

2.脾虚湿盛证

自觉皮肤紧绷，红斑可见或无，有细小鳞屑，食欲缺乏，便溏，舌淡苔白腻。

3.血虚风燥证

颜面潮红发热，瘙痒，皮肤干燥，鳞屑明显，舌红少苔，脉细数。

【中医疗法】

1.辨证施治

（1）肺经风热证：治以清热祛风止痒，桑白皮 10g，地骨皮 10g，牡丹皮 10g，生地黄 15g，白芍 20g，僵蚕 10g，蝉蜕 10g。方中桑白皮、地骨皮清泄肺热；牡丹皮、生地黄凉血清热而不伤阴；白芍敛阴缓急；僵蚕、蝉蜕祛风止痒。

（2）脾虚湿盛证：治以健脾除湿、祛风止痒，方以四君子汤合玉屏风散加减：南沙参 30g, 炒白术 15g, 茯苓 20g, 黄芪 30g，藿香 10g, 厚朴 10g, 车前草 10g, 防风 10g, 白鲜皮15g。方中四君子汤益气健脾，玉屏风散益气固表，祛邪外出，藿香芳香燥湿，厚朴行气化湿，车前草利水渗湿，白鲜皮祛风止痒。

（3）血虚风燥证：治以养血润燥，方以当归饮子加减：黄芪 30g, 当归 15g, 生地黄15g, 白芍 20g, 川芎 15g, 何首乌 20g, 赤芍 15g, 防风 10g, 白蒺藜 15g, 僵蚕 10g。方中四物汤养血润燥；黄芪、当归补益气血；赤芍凉血活血；防风、白蒺藜、僵蚕祛风止痒。

2. 外用药物治疗

（1）急性期可使用马齿苋、黄檗适量煎水冷敷。
（2）皮损干燥、脱屑明显可以选择复方黄连膏、芩柏软膏等。

【西医治疗】

1. 外用药物治疗

宜选择平缓无刺激药物，如维生素 E 霜、维生素 B_6 霜等。

2. 系统药物治疗

内服 B 族维生素、维生素 C 等；必要时可加服抗组胺药。

【防护】

（1）注意避光、避风。
（2）面部少用或不用化妆品。
（3）少用或不用碱性强的肥皂等清洁产品，注意清洁时水温不宜过高。
（4）饮食宜清淡，忌食辛辣、腥发及具有光敏性食物。

五、激素依赖性皮炎

激素依赖性皮炎（corticosteroid dependent dermatitis）是由于长期用糖皮质激素所致，其特点是用药后原发病迅速改善，但不能根治，一旦停药，1 ~ 2d 内，用药部位再发生皮疹或原发病恶化；当重新外用糖皮质素后，上述症状很快减退。本病相当于中医"药毒"。

【病因病机】

1. 西医病因病机

因长期用糖皮质激素制剂（如皮炎平、皮康王、氟轻松、乐肤液等），患处皮肤对该药产生依赖性，致皮肤非化脓性炎症。

2. 中医病因病机

中医认为本病多因患者先天异禀，外受风、热、湿、毒邪致病。

【诊断要点】

（1）部位：多发于面部。
（2）发病年龄：多见于成年人。
（3）皮损特点：皮肤变薄、发亮、弥漫性潮红或皮肤红斑，或毛细血管扩张、局部肿胀、干裂脱屑，或痤疮样皮疹或酒渣鼻样皮炎或皮肤萎缩纹或毛囊炎性脓疱。
（4）自觉症状：自觉局部瘙痒、烧灼样疼痛、紧绷感或干燥不适，且症状遇热加重，遇冷减轻。
（5）病程：迁延不愈。

【鉴别诊断】

需与寻常性痤疮、脂溢性皮炎、酒渣鼻相鉴别。

【中医辨证】

热毒壅盛，肌肤失养证：面部红斑、丘疹、毛细血管扩张、肿胀，局部灼热疼痛、瘙痒剧烈，伴口苦，便干。舌质红苔黄，脉滑数。

【中医疗法】

1. 辨证施治

热毒壅盛，肌肤失养证：治宜清热解毒、凉血利湿。方药：清热除湿汤加减：黄芩 10g，白茅根 15g，紫草 10g，金银花 15g，连翘 15g，大青叶 15g，生地黄 15g，牡丹皮 15g，赤芍 15g，白鲜皮 15g，甘草 10g，车前草 15g。

2. 单方及成药

辨证选择连翘败毒丸、除湿丸、栀子金花丸等。

3. 外用药物治疗

（1）局部以马齿苋 30g，蒲公英 30g，苦参 30g 煎水冷湿敷以清热解毒利湿、收敛止痒。

（2）干燥脱屑可外用维生素 E 霜滋润保护。

【西医治疗】

1. 外用药物治疗

逐步降低糖皮质激素的强度、浓度，延长使用间隔时间，直到完全停用。可采用递减法、减次法、替代法。

（1）递减法：由强效制剂改用弱效制剂。由高浓度改为低浓度制剂：例如由 2% 氢化可的松软膏改为 1% 氢化可的松软膏，或将原糖皮质激素制剂外用药掺加市售的香霜、雪花膏、维生素 B_6 软膏，使之由高浓度稀释成低浓度。

（2）减次法：逐渐减少用药次数，延长使用间隔时间。如每天 2 次外用，改为每天 1 次，隔日 1 次，以控制症状，以不出现反跳为宜，直至戒断。

（3）替代法：逐步减少及撤换糖皮质激素，可适当选用其他皮肤外用制剂，维生素 E 霜、维生素 B_6 软膏等，以促进患处皮肤的角质形成和减轻症状。

2. 系统药物治疗

口服抗组胺药物，同时进行原发病的病因治疗。

【防护】

（1）忌食辛辣、腥膻、动风之物，忌饮酒。
（2）避免日晒，不可用热水洗脸，热水淋浴，更不可蒸桑拿。
（3）嘱患者不要自行乱用药物。

六、口周皮炎

口周皮炎（perioral dermatitis）是发生在上唇、颏、鼻唇沟、鼻等处的炎症性皮肤病，发生在眼眶周围又称为眶周皮炎。本病相当于中医"口吻疮"。

【病因病机】

1. 西医病因病机

病因不明。有学者经研究认为与局部外用含氟强效糖皮质激素、含氟牙膏或蠕形螨有关。

2. 中医病因病机

中医认为本病多因脾胃湿热，循经上犯所致。

【诊断要点】

（1）部位：发生在上唇、颏、鼻唇沟、鼻等处。

（2）发病年龄：90% 以上为女性，年龄在 20 ~ 35 岁。

（3）皮损特点：分散的 1 ~ 2mm 大小的丘疹、丘疱疹，基底红或融合成片，亦可见分散的脓疱性丘疹，有轻度鳞屑。常对称分散分布，在皮损与唇红缘之间围绕约 5mm 宽的皮肤区域不受累。

（4）自觉症状：可伴有轻度到中度瘙痒和烧灼感。

（5）病程：呈周期性发作。

【鉴别诊断】

单纯疱疹：初期局部往往先有灼热、瘙痒及潮红，为簇集性丘疱疹、水疱，基底潮红，常在皮肤黏膜交界处发生，如口角、唇缘等；病程 1 ~ 2 周。

【中医辨证】

肺胃湿热，外感毒邪：皮损为口周多数小丘疹、丘疱疹，小脓疱疹，基底鲜色红，轻度鳞屑，伴腹胀便结，小便黄赤。舌质红苔薄黄或黄厚，脉弦滑数。

【中西医治疗】

（1）内服中药。辨证选择芩连平胃散合五味消毒饮加减。

（2）外用药物治疗 . 参照颜面再发性皮炎。

【防护】

（1）忌食刺激性食物。

（2）少用或不用口红、唇膏等化妆品，忌用含氟牙膏以减少局部刺激。

第三节 色素障碍性皮肤病

一、雀斑

雀斑（freckles）为发生在日晒部位皮肤上的黄褐色色素斑点，为常染色体显性遗传。自幼出现，随着年龄增长而数目加多，夏重冬轻，以日晒部位面部、肩及背上方出现粟粒大小黄褐色斑点为特征。中医亦称本病为"雀斑"。

【病因病机】

1. 西医病因病机

为常染色体显性遗传。皮损处黑素细胞数目并不增多，黑素细胞内的酪氨酸酶活性增加，在日光或其他含有紫外线的光线照射后，能迅速产生黑素，形成雀斑。

2. 中医病因病机

中医认为本病多因禀赋素弱，肾阴不足，肾水不能上荣于面故生雀斑。

【诊断要点】

（1）部位：颜面部尤其是鼻、颊部多见，亦波及手背、前臂、肩背等处。
（2）发病年龄：5～6岁开始发病，青春期达到高峰。
（3）皮损特点：粟粒大小，境界清楚，孤立不融合，散在分布的淡褐色至深褐色不高出皮肤的色素斑点。
（4）自觉症状：不明显。
（5）病程：慢性进展，持续多年。

【鉴别诊断】

1. 雀斑样痣

呈黑褐色或黑色色素沉着斑点，较雀斑明显深，与日晒无关。病理显示黑色细胞数目增加。

2. 色素沉着—肠道息肉综合征

黑色斑，皮肤、口唇、颊等黏膜同时出现，常伴肠道息肉，与日照无关。

【中医辨证】

1. 肾水不足证

多有家族史，自幼发病，皮损色泽淡黑，枯暗无华，以鼻为中心，对称分布于鼻额部，无自觉症状，夏重冬轻；舌脉如常。

2. 风邪外袭证

患者以青年女性为主，皮损呈针尖至粟粒大小黄褐色或咖啡色斑点，以颜面、前臂、手背等暴露部位为多，夏季或日晒后加剧，无自觉症状；舌脉如常。

【中医疗法】

1. 内服中药

辨证选择六味地黄丸、滋补肝肾丸、益母草膏及加味逍遥丸等。

2. 外用药物治疗

（1）白茯苓适量研细末，白蜜调膏外擦，每日 1 次。
（2）桃花消斑方：桃花、冬瓜仁各等份，研细末，蜜调成糊状，每晚搽患处，晨起洗去。

【西医治疗】

1. 外用药物治疗

（1）防晒剂：如2% ~ 5% 二氧化钛霜、氧化锌软膏等外用。
（2）脱色剂：常用3% 氢醌霜。
（3）腐蚀法：适用于雀斑数量较少者，应慎用。如三氯醋酸点涂，范围要小，时间不宜过长，以免形成瘢痕或色素增加。

2. 其他疗法

（1）脉冲激光治疗：常用 Q 开关红宝石激光、翠绿宝石激光。
（2）液氮冷冻：适用于数目较少的患者，但容易复发。

【防护】

（1）避免日光暴晒，春夏季外出宜打伞或戴帽。

（2）局部不宜使用刺激性强的药物，慎用腐蚀药物去除雀斑。

二、黄褐斑

黄褐斑（chloasma；melasma）是发生于面部的淡褐色或褐色色素沉着性皮肤病。以颜面部对称分布的大小不一、形态不定的黄褐色斑片为特点。本病相当于中医"黧黑斑""面尘""肝斑"。

【病因病机】

1. 西医病因病机

病因不甚清楚。目前认为主要与某些慢性疾病、内分泌、紫外线、遗传因素、某些药物、微生物、微量元素等有关。日晒或其他紫外线照射是其重要因素，紫外线能激活酪氨酸酶活性，使照射部位皮肤黑素细胞增殖，活性增加；调节和诱导黑色素的合成与转运。妊娠或口服避孕药是黄褐斑的主要诱因。黄褐斑其原因不明。

2. 中医病因病机

中医认为本病多因肾气不足，肾水不能上承；或肝郁气结，肝失条达，郁久化热，灼伤阴血致颜面气血失和而发病。本病多与肝、脾、肾三脏有关。情志不畅，肝郁化火；或冲任失调，虚火上炎；或久病成瘀导致气血不能上荣于面是本病的主要机制。

【诊断要点】

（1）部位：双颊、鼻部、口周、前额等处，重者可波及整个面部。

（2）发病年龄：中青年女性多发，亦见于未婚、未孕的女性和少数男性。

（3）皮损特点：淡褐色或褐色斑，对称分布于颜面，多见于双颊、鼻部、口周、额部等处，相互融合成大片，边缘不整，境界不清，但日晒后境界可变得明显，典型者以鼻部为中心，呈蝴蝶状分布。

（4）自觉症状：不明显。

（5）病程：慢性。

【鉴别诊断】

1. 雀斑

皮疹为粟粒大小黄色或淡黑色色素斑点，散在孤立，不融合，多见于面部，青少年多发，有家族史。

2. 艾迪生病（Addison's disease）

前额、眼周、四肢屈侧、乳晕、外生殖器、口腔黏膜等处可见弥漫性边界不清的黑褐色斑片，同时伴有体重、血压下降，饮食减少等全身症状。

【中医辨证】

1. 肝郁气滞证

颜面部黄褐色斑片，边境较清，多见于面颊及眼周，女性伴月经不调，月经前斑加深，经后则变淡，乳房或胁部作胀，郁闷不舒，或烦躁易怒，纳少，小腹胀。舌质淡苔薄白，脉弦滑。

2. 肾阴亏虚证

颜面黧黑斑片，状如尘染，伴五心烦热，头晕耳鸣，腰膝酸软，遗精，不孕。舌质红苔少，脉细数。

3. 脾肾两虚证

颜面黄褐色或灰褐色斑片，伴神疲乏力，形寒肢冷，腰膝酸冷，腹胀，纳少，或带下清稀。舌体胖边有齿痕，舌质淡苔白，脉沉。

4. 气滞血瘀证

颜面部深褐色斑片，边缘清晰，女性伴月经量少或正常，有黑块，经前乳房、小腹胀痛，经停或经后诸症渐消。舌质紫暗或有瘀斑苔薄白，脉弦涩或细涩。

【中医疗法】

1. 辨证施治

（1）肝郁气滞证：治宜舒肝解郁，活血消斑。方药：当归 10g，柴胡 10g，枳壳 10g，白芍 15g，香附 10g，川楝子 6g，红花 10g，凌霄花 15g，生槐花 15g，茯苓 15g，水煎服。

（2）肾阴亏虚证：治宜滋养肾阴，祛风化斑。方药：生地黄 15g，熟地黄 15g，茯苓

15g，南、北沙参各 15g，旱莲草 30g，益母草 15g，首乌 30g，白僵蚕 10g，白芍 15g，麦冬 15g，牛膝 10g，天麻 10g，水煎服。

（3）脾肾两虚证：治宜健脾益肾，化瘀消斑。方药：白术 15g，茯苓 15g，山药 15g，生薏苡仁 30g，熟地黄 15g，山茱萸肉 10g，菟丝子 15g，枸杞子 15g，红花 10g，水煎服。

（4）气滞血瘀证：治宜行气活血，化瘀消斑。方药：桃仁 10g，红花 10g，水蛭 6g，当归 10g，柴胡 10g，香附 10g，白芍 15g，益母草 15g，生地黄 30g，旱莲草 30g，三棱 10g，川芎 10g，水煎服。

2. 单方及成药

辨证选择加味逍遥丸、六味地黄丸、滋补肝肾丸、健脾舒肝丸、人参归脾丸、金匮肾气丸及泻肝安神丸等。

3. 外用药物治疗

（1）柿叶煎水提纯，熬成膏，外擦患处，每日 2 ~ 3 次。
（2）每晚洗面后，将鸡蛋清均匀涂于患部，轻轻按摩患部皮肤，15min 后洗去。
（3）每日早晚洗面后，将珍珠粉直接搽于面部，外用面霜。
（4）茯苓粉局部外擦，每日 1 ~ 2 次。

4. 其他疗法

选印堂、睛明、四白、太阳、丝竹空、承泣、攒竹、迎香、下关、颊车、地仓、人中、承浆等美容穴位，施以按摩 5 ~ 15min，每日 1 次。

【西医治疗】

1. 外用药物治疗

可选择 3% 氢醌霜外用或 0.025% 维 A 酸霜，每晚搽于患部，晨起洗去。

2. 系统药物治疗

补充维生素 C、维生素 E 及 B 族维生素等。

【防护】

（1）避免日晒，外用遮光剂。
（2）如服用避孕药者应停用。
（3）保持良好心态，食物多样化，多食富含维生素 C 和维生素 E 的食物。

三、太田痣

太田痣（nevus of Ota）又称眼上腭部褐青色痣、眼真皮黑素细胞增多症、眼皮肤黑变病、眼皮肤与黏膜的黑素细胞增多症等。是一种波及巩膜及同侧三叉神经分布区的蓝褐色斑状损害，以颜面一侧或双侧上下眼睑、颧部及颞部皮肤的褐色、青灰、蓝、黑、紫色的色素性斑块，巩膜呈蓝色，结膜褐色等为临床特征。可见于各色人种，但我国和日本多见，发病年龄 1～20 岁或以后不等，部分病人有家族史，女性多发。本病相当于中医"青记脸"。

【病因病机】

1. 西医病因病机

与隐性和显性遗传因素有关。是人体在胚胎发育时，黑素细胞从神经嵴向表皮转移过程中，停留在真皮，以致真皮网状层中黑素细胞产生黑色色素而形成。

2. 中医病因病机

中医认为本病多因禀赋素弱，肾阴亏虚，阴虚血滞，肤腠失养；或肝郁血虚，气血失和，气滞血瘀，眶周脉络不畅，血虚则眶周肌肤失濡，故而皮肤紫黑成斑。

【诊断要点】

（1）部位：一侧巩膜及同侧三叉神经分布区。偶然发生于颜面两侧。
（2）发病年龄：1～20 岁或以后。
（3）皮损特点：褐色、青灰、蓝、黑、紫色的色素性斑块，巩膜呈蓝色，结膜褐色。
（4）自觉症状：不明显。
（5）病程：多持续存在。

【鉴别诊断】

1. 蒙古斑

出生时即现于腰骶部、臀部或背部等处蓝或蓝灰色斑，4 岁左右自行消退，不波及眼和黏膜。

2. 蓝痣

好发于手足、背、面及臀部的蓝色丘疹或小结节。

3. 黄褐斑

淡褐色或淡褐色斑，形状不规则，对称分布于额、眉、颊、鼻、上唇等颜面皮肤。

【西医治疗】

1. 系统药物治疗

本病不影响健康，无须全身治疗。

2. 其他疗法

（1）化妆疗法：使用含有二氧化钛成分的遮盖化妆品，遮盖色素区皮肤。

（2）激光治疗：目前国内多采用调 Q 开关翠绿宝石脉冲激光，具有疗效肯定、安全性好、痛苦小、无瘢痕和技术操作简单等优点。

（3）过去采用的皮肤磨削术、液氮冷冻疗法、植皮疗法、皮肤剥脱疗法、干冰压迫法等方法效果均不理想，可能出现色素异常、瘢痕等，目前现已被激光替代。

【防护】

（1）避免或减少日晒。

（2）多食富含维生素 C 的蔬菜水果。

四、黑变病

黑变病（melanosis）为发于前额、面部、颈，亦可波及胸、双上肢的弥漫性、青灰色或蓝灰黑色色素沉着斑，边界不清，表面光滑，无鳞屑。病因不明，多与精神因素引起内分泌失调有关。中年人发病率高，男女差别不明显。本病相当于中医"黧黑斑"。

【病因病机】

1. 西医病因病机

病因不甚清楚，目前认为主要与精神因素、内分泌、紫外线、营养状况有关。

2. 中医病因病机

中医认为本病系由肝郁、脾虚、肾亏，血虚肌肤失养而成。劳伤脾土，脾虚不能化生精微，气血亏虚，肌肤失养。肝肾阴亏，肾水亏不能制火，血弱不能华面，虚热内盛，郁结不散，阻于肌肤所致。

【诊断要点】

（1）部位：好发于前额、面部、颈、胸部及双上肢等部位。

（2）发病年龄：好发于中年、青年，老年亦可见。

（3）皮损特点：皮疹为弥漫性、境界不清的青灰色或蓝灰黑色色素沉着斑，表面光滑，无鳞屑。颜色均匀，边缘渐浅。

（4）自觉症状：不明显。

（5）病程：可持续多年不愈。

【鉴别诊断】

1. 黄褐斑

好发于面颊部、口周、前额的褐色或黑褐色边界较清楚的色素斑，颈胸、双上肢不发病。

2. 瑞尔黑变病

斑片状色素沉着，常附糠秕状鳞屑，轻度角化，好发于前额、颞部、颈侧，自觉症状不明显。病因不明，日晒或药物对其影响不大。

【中医辨证】

1. 劳伤脾土

面及四肢有褐色斑片；食欲缺乏，食后腹胀，全身无力，倦怠，便溏；舌质淡，舌边有齿痕，苔白，脉沉细。

2. 肝肾阴亏

面色晦暗不华，全身倦怠无力，腰膝酸软，女子月经量少甚至停经；舌质淡红或微红，苔薄白或无苔，脉沉细。

【中医疗法】

1. 辨证施治

（1）劳伤脾土证：健脾益气，调和气血。方药：四君子汤加减。党参10g，黄芪15g，生白术15g，茯苓10g，甘草6g。

（2）肝肾阴亏证：滋补肝肾，调和气血。方药：六味地黄丸加减。淮山药30g，山茱萸10g，熟地黄10g，丹皮10g，泽泻10g，菟丝子10g，女贞子10g，茯苓10g。

2.单方及成药

四君子丸、六味地黄丸等。

【西医治疗】

参照黄褐斑。

【防护】

（1）寻找可能致病因素，对症治疗。

（2）避免日光照射，避免接触可疑致敏的化学物品。发病如与工作环境有关，应尽量避免接触。

（3）不宜乱涂药物，避免不良因素刺激。

（4）忌酒、油腻辛辣等刺激性食物，多食蔬菜、水果之类食品，以补充维生素。

（5）自身调节，配合心理治疗对缓解病情是有益的。

五、白癜风

白癜风（vitiligo）是后天性表皮黑素细胞丧失而造成局限性或泛发性皮肤色素脱失的一种色素障碍性皮肤病。病因不明，发病率在 0.1% ~ 2.7%，男女间无明显差异，可发于任何年龄阶段和身体各部位。本病相当于中医"白驳风"。

【病因病机】

1.西医病因病机

本病至今仍不能明确病因，主要的发病因素有自身免疫、神经元、黑素细胞自毁、生化异常，此外还与遗传、精神创伤、神经衰弱、微量元素、微循环、外伤、术后、产后、日晒、更年期、营养不良等有关。

2.中医病因病机

中医认为本病多因外感风邪，肺卫失宣，卫气郁阻，肌腠闭塞；或感受热、燥、湿、寒邪，致热阻气机，燥热伤阴，湿久化热，寒羁化热；或因跌仆损伤、金刃刀割、虫咬兽食、水火烫伤而引起气血逆乱，皮无所荣，积而为瘀；或先天禀赋不足，久病失养，肝肾亏损；或饮食不节，运化失常，气血生化不足或蕴阻中焦；或过急、过悲、过怒等情志不遂，致肝失调达，气机不畅等而致。

【诊断要点】

（1）部位：可发于全身皮肤、黏膜各个部位。

（2）发病年龄：后天发生，可始于任何年龄。

（3）皮损特点：为形态不规则，界限清楚，边缘色素加深的色素脱失或色素减退斑，白斑内毛发可变白或可见毛囊口周围复色现象，呈局限、散发、泛发或沿神经节段走向及黏膜部位。

（4）自觉症状：不明显。

（5）实验室检查：伍德灯检查患处呈瓷白色荧光。

【鉴别诊断】

1. 贫血痣

贫血痣是先天性血管发育异常所致的浅色斑，与白癜风的主要区别点是用玻片压之，病变部位与周围皮肤颜色无异，用手摩擦白斑处不充血不变红，而周围正常皮肤变红。

2. 特发性点状色素减少症

特发性点状色素减少症随年龄增长而发病增多，基本皮损为乳白色斑，多 <1cm，边界清楚，无色素加深，表面光滑，无鳞屑、浸润及萎缩。

3. 花斑癣

花斑癣俗称汗斑，初发或继发的色素减退斑，边界不甚清，表面细碎糠屑，伍德灯检查呈黄褐色荧光，真菌直接镜检呈阳性。

4. 单纯糠疹

单纯糠疹好发于面部，前额、肩、上臂也可出现，皮损处细碎脱屑。

【中医辨证】

1. 气血失和证

病程多较短，疾病处于进展阶段，皮损色浅白、灰白或乳白，边缘清楚或欠清，形态不一大小不定，单发或多发，无定处，无炎症和皮屑，可伴心烦急。舌质红或淡红舌苔薄白，脉滑或弦或缓。

2. 肝肾不足证

发病时间较长可伴有家族史，白斑局限一处或泛发，静止而不扩展，色纯白，境界清楚而周围肤色深，斑内毛发可变白。舌质暗淡或暗红苔薄少，脉弦细或沉。

3. 气滞血瘀证

病程长，可伴有外伤史，皮损色瓷白，部位较固定，边界清晰，白斑中心可见岛状褐色斑片，可伴眠欠安，精神不振。舌质暗有瘀点或瘀斑苔薄白，脉沉滑或涩。

【中医疗法】

1. 辨证施治

（1）气血失和证：治宜调和气血。方药：白蒺藜 10g，浮萍 6g，鸡血藤 10g，赤芍 10g，川芎 10g，当归 6g，红花 10g，补骨脂 10g，陈皮 10g，水煎服。

（2）肝肾不足证：治宜滋补肝肾。方药：熟地黄 15g，枸杞子 10g，菟丝子 10g，沙苑子 10g，女贞子 15g，当归 6g，川芎 6g，白芍 10g，夜交藤 15g，鸡血藤 10g，白蒺藜 15g，水煎服。

（3）气滞血瘀证：治宜行气活血。方药：川芎 10g，桃仁 10g，红花 10g，赤芍 10g，陈皮 10g，香附 10g，郁金 10g，大枣 5 枚，水煎服。

2. 单方及成药

（1）辨证选择白驳丸、复方秦艽丸、泻肝安神丸、白癜风丸、六味地黄丸、参苓白术丸、大黄䗪虫丸、逍遥丸等。

（2）白蒺藜研粉吞服，4～5g，每日 2 次。

（3）紫背浮萍 15g，代茶饮。

3. 外用药物治疗

（1）复方卡力孜然酊外擦。将患处揉搓后适量涂抹，每日 3～5 次，涂药后继续揉搓至白斑发红为止，擦药 30min 后，局部配合日光浴效果佳。视皮损耐受程度而增加每日擦药次数，或遵医嘱。

（2）补骨脂 15g，百部酊 100mL 浸泡 1 周左右外擦患处。

（3）无花果叶 250g，95% 乙醇 1 250mL 浸泡 1 周外擦患处。

4. 其他疗法

（1）梅花针疗法：以梅花针刺激皮损处，边缘用强刺激，隔日 1 次。

（2）耳针法：选与皮损相应区域，从内分泌、肾上腺、交感、枕部中选取 2～3 穴，单耳埋针，双耳交替，每周轮换 1 次。

（3）刺络拔罐：用三棱针在皮损处中心点刺呈梅花状，再用火罐拔除污血，每周 1～2 次。

【西医治疗】

1. 外用药物治疗

（1）糖皮质激素: 一般选中强效成分,持续治疗2个月左右,未见色素再生应停止用药。适于局限性皮损。

（2）8-甲氧沙林（8-MOP）或5-甲氧沙林（5-MOP）的酒精溶液或软膏外涂白斑处,1h后照射日光或长波紫外线。须根据反应程度调节次数和涂药时间。

（3）0.05%～1%盐酸氮芥酒精,搽于患处,每日1～2次,即用即配使用最妥,浓度以患者耐受程度而定。该方法因不良反应较大,已不多用。

（4）维生素 D_3 衍生物软膏制剂,每晚使用,可配合光疗。

（5）窄频中波紫外线治疗：每周3次,照射剂量逐渐递增至适宜量,依皮损恢复程度逐渐递减。

（6）自体表皮移植：适于稳定期局限性及节段型皮损。

2. 系统药物治疗

（1）急性暴发者可考虑泼尼松15mg,清晨口服,4个月为1疗程;或泼尼松每日15mg,分3次口服,连续1.5～2个月,见效后每2～4周递减1片,至隔日服1片时维持3～6个月;或地塞米松5mg,每周2次,可治疗2～6个月。

（2）卡介苗注射液2mL肌注,隔日1次,9次1个疗程,连续5个疗程。

（3）左旋咪唑、环孢素A等亦有报道用于该病的治疗,疗效不确切。

【防护】

（1）保证规律的生活起居及良好心态。

（2）进行适当的日光照射,勿光线过强或照射时间过长,并注意对正常皮肤的防护。

（3）避免滥用刺激性强的药物。

（4）忌食刺激性食物,多进食黑米、黑豆、黑木耳、黑芝麻等黑色食品。

六、遗传性对称性色素异常症

遗传性对称性色素异常症（hereditary symmetrical dyschroma-tosis）又名对称性肢端色素异常症和Dohi对称性肢端色素沉着症,为一较少见的常染色体显性遗传病,有高度外显率,以肢端的色素沉着和色素减退的融合斑为特点。

【病因病机】

西医病因病机：本病为一种少见的常染色体显性遗传疾病,可有多种遗传型,与近亲结婚有关。诱发因素可能与紫外线有关。

【诊断要点】

（1）部位：主要为肢端，小部分患者面部和躯干也有类似损害。
（2）发病年龄：自幼年发病，青春期明显，男稍多于女。
（3）皮损特点：两侧手、足背对称分布的豆大色素脱失斑，其中心有小岛状色素增加的褐黑色斑，边缘色素增加。皮损可满布全手、足背，亦可延及前臂、小腿，呈网状，面部如额、鼻、颊及耳部等处可有雀斑样损害。夏季日晒后颜色加深。
（4）自觉症状：不明显。
（5）病程：持续终生。

【鉴别诊断】

1. 雀斑

雀斑为好发于面部的针尖至扁豆大小的黄褐色或暗褐色斑点，境界明显，多对称，随年龄增长而增多。

2. 着色性干皮病

着色性干皮病一般有家族史，父母多为近亲结婚，多发于幼儿面部，常伴有毛细血管扩张及萎缩，预后不良。

【中西医疗法】

（1）无特效药物，可长期食用生薏苡仁或口服维生素 E。
（2）可试用 5% 二氧化钛霜外涨或外用 10% 白术醋剂。

【防护】

注意防晒。

第四节 物理性与神经功能障碍性皮肤病

一、多形性日光疹

多形性日光疹是一种由光线照射引起的光敏性皮肤病。其临床以身体暴露部位的红斑、丘疹、水疱或斑块等多形性损害为特征。中医文献中称"风肿毒""日晒疮"等。

【病因病机】

本病的病因是由于素体禀性不耐，风热毒气外袭。现代医学认为本病是由于中波紫外线照射所引起风热毒气袭于肌肤，与气血相搏而成。

【诊断要点】

（1）部位：本病的典型临床表现是在身体暴露部位出现红斑、丘疹、水疱等多形性皮损。

（2）发病季节：本病多春夏天气炎热时发病或加重，至秋冬自愈。

（3）皮损特点：①盘型红斑狼疮样多形日光疹：表现为在身体前额、颧部、耳翼、颈背、前胸V形三角区等部位出现直径 1 ~ 2cm 大小的紫红斑片，其表面有轻度角化性鳞屑，边缘清楚，可有毛细血管扩张，伴有瘙痒。在口唇部位可并发剥脱性皮炎。②神经皮炎样多形日光疹：表现为在身体颈背、颈侧部位出现红色斑丘疹，在前臂部位可散在出现红斑、丘疹样炎性斑片，边缘有明显苔藓样变损害，伴有瘙痒，多见于女性。易与局限性神经皮炎相混淆。③痒疹样多形日光疹：表现为在面部与四肢伸侧部位红色丘疹，如绿豆至豌豆大小，往往皮损呈孤立存在，伴有瘙痒，搔抓后可成结痂性丘疹与湿疹样斑片。

（4）病程：皮疹多发生于日光照射后2h至5d内。若不再照射日光，可于 7 ~ 10d 消退。

【鉴别诊断】

1. 药疹

药疹有明确服药史，常于服药后突然发生，与季节、日晒无关。

2. 接触性皮炎

接触性皮炎有明确接触史，发病迅速，皮损发生在接触部位，与接触物范围一致，边界清楚，自觉灼热、瘙痒。脱离接触后症状可缓解。

3. 盘状红斑狼疮

盘状红斑狼疮病程缓慢，面部有边界清楚的紫红色斑块，表面有黏着性鳞屑，扩张毛囊口中有毛囊角栓，还可见毛细血管扩张、萎缩、瘢痕等。遇日光虽可加重，但四季均可发病。

4. 多形红斑

多形红斑好发于四肢远端和面部，春秋季多见，与日光照射无关。皮损虽呈多形性，但以红斑为主，典型者有虹膜样损害。

【中医辨证】

1. 风热毒邪相搏

每遇日光照射，短暂时间内即出现暴露部位红斑、丘疹、水疱，伴有瘙痒、口唇部位可伴发剥脱性皮炎。

2. 肝郁气滞血瘀

多呈神经皮炎样或痒疹样多形日光疹。皮损边缘明显苔藓样变，搔抓后出现结瘀性丘疹与湿疹样斑片。

【中医疗法】

（1）疏风清热解毒。方药：普济消毒饮加减，黄芩 10g，黄连 3g，连翘 10g，牛蒡子 10g，桔梗 10g，生甘草 5g，板蓝根 10g，苦参 10g，生地黄 10g，防风 10g，桑叶 10g，丹参 10g。

（2）疏肝行气活血。方药：消风散合桃红四物汤加减，荆芥 9g，防风 9g，蝉衣 6g，胡麻仁 15g，苦参 10g，苍术 6g，桃仁 10g，红花 6g，川芎 10g，赤芍 10g，当归 10g，生地黄 15g。

【西医治疗】

（1）全身治疗：内服氯喹，每次 0.125 ~ 0.25g，2 次 /d，见效后可递减至 1 次 /d；沙利度胺 (反应停)，50 ~ 300mg/d。必要时可内服小量泼尼松。

（2）局部治疗：以消炎、止痒及干燥为原则。①炉甘石洗剂及锌霜外用；②氢化可的松霜或洗剂外涂；③二羟丙酮及萘醌洗剂,2 ~ 3 次 /d；④ 5% 二氧化钛霜涂布。

【防护】

（1）经常参加户外活动，但应避免强烈日晒。
（2）外用遮光防护剂。
（3）保持局部清洁，预防继发感染。

二、日光性皮炎（日晒疮）

中医称日光性皮炎为"日晒疮"，是由于强烈日光照射局部而出现的急性光毒性皮肤病。本病以曝晒部位出现红斑、水肿、水疱为临床特征，自觉灼热、瘙痒、刺痛。明代《外科启玄·日晒疮》记载："三伏炎天，勤苦之人，劳于工作，不惜身命，受酷日晒曝，先疼后破而成疮者，非血气所生也。"清代《洞天奥旨》曰："日晒疮，乃夏天酷烈之日曝而成者也。必先疼后破，乃外热所伤，非内热所损也。"

【病因病机】

中医认为本病系日光毒热侵伤肌肤所致。禀赋不耐，血热内蕴，皮毛腠理失固，复因阳光曝晒，毒热蕴郁肌肤，不得宣泄而发。

【诊断要点】

（1）部位：皮肤受强烈日光曝晒后，受日光照射的部位，如颜面、颈部、耳部、手臂等处。

（2）发病季节：多见于春夏季节，发病情况可因日光强度、曝晒时间及范围大小而不同。

（3）皮损特点：皮肤红肿，表面光亮，或发生水疱、大疱及糜烂，局部灼热、瘙痒或刺痛，知觉敏感，衣着摩擦灼痛难忍，病情严重者可出现全身症状，如发热、畏寒、头痛、恶心等。

（4）病程：轻者 1 ~ 2d 消退，脱屑或遗留不同程度的色素沉着斑，重者需 1 周左右恢复。

【鉴别诊断】

1. 多形红斑

多形红斑好发于四肢远端和面部，春秋季多见，与日光照射无关。皮损呈多形性，典型者有虹膜样损害。

2. 血管性水肿

血管性水肿多发于眼睑、口唇、外阴等组织疏松部位。除肿胀外无瘀斑、糜烂等损害，皮损多为单发，与日光曝晒无关。

3. 漆性皮炎

漆性皮炎者，有接触漆类物品史，皮损虽多发于暴露部位，但往往较局限，边界清楚，与曝晒无关。

【中医辨证】

1. 毒热侵袭

日光曝晒，毒热之邪侵袭，郁于肌肤，因而暴露部位出现焮红肿灼热。

2. 湿毒搏结

盛夏酷暑，反复曝晒，毒热常挟暑湿之邪浸淫肌肤，故出现水疱、大疱或糜烂。

【中医疗法】

根据日光性皮炎的病因病机，本病中医总的治法是清热利湿解毒。在治疗方法上应内治和外治相结合，才能达到较好的治疗效果。

1. 内治法

根据日光性皮炎临床表现，一般可分为毒热侵袭、湿毒搏结两个证型进行治疗。

（1）毒热侵袭。方药：普济消毒饮方加减。黄芩 15g，黄连 15g，牛蒡子 9g，连翘 9g，薄荷 4.5，僵蚕 4g，玄参 9g，马勃 9g，板蓝根 15g，陈皮 9g，桔梗 9g，甘草 6g。加减：局部水肿明显，加木通 9g，冬瓜皮 9g，利水消肿；大便秘结者，加大黄 9g，泄热通便；头胀痛者，加桑叶 9g，菊花 9g，清利头目；身热，口渴明显，加生石膏 30g，天花粉 9g，清热生津。中成药：黄连片。

（2）湿毒搏结。方药：龙胆泻肝汤加减。龙胆草 9g，黄芩 9g，栀子 9g，车前子 9g，木通 9g，泽泻 12g，生地黄 9g，当归 9g，甘草 3g。加减：水疱多，破裂糜烂，加马齿苋 15g，苍术 9g，黄檗 9g，以燥湿敛干；身热，口不渴或渴不多饮，加藿香 9g，佩兰 9g，淡竹茹 9g，以芳香化湿。中成药：银翘解毒丸。

2. 外治法

（1）皮损焮红肿胀者，外擦三黄洗剂。

（2）皮损见水疱或大疱未破者，用玉露膏薄涂患处。

（3）疱破渗出或糜烂者，用生地榆、马齿苋等份水煎，冷湿敷患处，每次 15min，每日 2～3 次。

3. 其他疗法

（1）针刺疗法：取天柱、风池、门、肺俞，施平补平泻法，不留针，再取百会、尺泽、足三里用补法。留针 20min。每日 1 次。

（2）耳穴压豆法：取肾上腺、神门、肺、大肠、内分泌，将中药王不留行籽置于小块胶布中央，然后贴在穴位上，嘱患者每天按压穴位数次，每次压 10min。

（3）耳穴埋针法：取肾上腺、神门、肺、大肠、内分泌，用皮内针埋入，每天按压数次，每次压 10min。

【西医治疗】

1. 一般治疗

对于晒伤的部位，应避免进一步接触以及避免再次日晒，以免造成感染或二次损伤。轻、中度的晒伤，可使用以芦荟为基础的凝胶、局部保湿霜，涂抹或湿敷缓解疼痛和不适感。当有水疱出现时，轻轻包扎或用纱布覆盖以防止感染，避免打破水疱，因为打破水疱后会减缓愈合过程，增加感染的风险。如果水疱破裂，应使用温和的肥皂和水小心清洗，然后用湿敷料覆盖，如生理盐水或凡士林浸透的纱布。当水疱破裂和皮肤剥落时，可以去除干燥的组织片，并涂上防腐软膏或氢化可的松霜。多喝水，补充体液，防止流失。

2. 药物治疗

一般可外用炉甘石洗剂和糖皮质激素，严重者可用 3% 硼酸水湿敷，但要防治大面积湿敷时硼酸吸收中毒的问题。有全身症状者可口服抗组胺药、羟氯喹、维生素 C、非甾体类抗炎药，严重者可使用系统应用糖皮质激素。

【防护】

（1）经常进行户外锻炼，以提高皮肤对日光的耐受性。
（2）盛夏之际，外出活动应尽量避免烈日曝晒，戴遮阳帽，穿长袖衣，长腿裤。
（3）皮肤瘙痒时，避免抓破，以防继发感染。

第四章 皮肤病主要内用及外用西药

第一节 内用西药

一、抗组胺药物

组胺是参与多种变态反应皮肤病过程中的重要炎性介质，它通过与效应细胞上的 H_1 受体结合，使小血管扩张，通透性及腺体分泌增加，引起红斑、荨麻疹、呼吸困难等症状。抗组胺药物主要通过与组胺竞争 H_1 受体，拮抗组胺作用，从而达到治疗效果。根据化学结构、起效速度、药代动力学特性，按 H_1 受体的选择性和镇静作用的有无分为第一代和第二代 H_1 受体拮抗药。

【适应证】

（1）急、慢性荨麻疹、血管性水肿和皮肤划痕症。

（2）药疹、多形红斑、接触性皮炎、湿疹、丘疹性荨麻疹、神经性皮炎、扁平苔藓、银屑病等。参照表4-1-1。

表4-1-1 常用抗组胺药

分类	药物名称	成人用量
第一代	苯海拉明	25 ~ 50mg / 次，3 次 /d
H_1 受体	马来酸氯苯那敏	4mg / 次，3 次 /d
拮抗药	赛庚啶	2 ~ 4mg / 次，3 次 /d
	异丙嗪（非那根）	12.5 ~ 25mg / 次，3 次 /d
第二代	氯雷他定	10mg / 次，1 次 /d
H_1 受体	西替利嗪	10mg / 次，1 次 /d
拮抗药	阿司咪唑	3mg / 次，2 次 /d
	咪唑斯汀	10mg / 次，1 次 /d

续表

分类	药物名称	成人用量
H$_2$ 受体	西咪替丁	0.2 ~ 0.3g / 次，4/ 次 d
拮抗药	雷尼替丁	0.15 ~ 0.3g / 次，2 次 /d

【不良反应】

抗组胺药物种类繁多，大部分第一代 H$_1$ 受体拮抗药易透过血—脑脊液屏障，而产生不同程度的中枢神经抑制作用，常出现困倦、嗜睡及注意力下降等，第二代 H$_1$ 受体拮抗药的中枢神经系统抑制作用明显减弱，可酌情应用于高空作业人员和司机。抗组胺药还可引起口干、胃部不适、恶心、腹泻或便秘、食欲增加、体重增加，偶见皮疹。少见不良反应有心脏毒性、贫血、白细胞降低及肝损害等。

【注意事项】

（1）禁用于昏睡状态或已服大量中枢神经系统抑制药者及青光眼、胃溃疡、幽门或十二指肠梗阻和对抗组胺药过敏者。

（2）患有严重肝、脑、肾疾病，从事危险职业及需注意力高度集中的人要谨慎用药。

（3）婴幼儿、孕妇、哺乳期妇女慎用或禁用。

（4）与糖皮质激素同时使用可降低后者的疗效。

（5）为避免药物的心脏毒性，使用阿司咪唑时不应超量，并避免同时服用抗真菌药和大环内酯类抗生素。

二、糖皮质激素

糖皮质激素具有抗炎、抗过敏和免疫抑制、抗休克、抗毒及抗增生等多种作用。

【适应证】

主要适用于过敏性休克、重症药疹、重症急性荨麻疹、重症多形红斑、系统性红斑狼疮、皮肌炎、混合性结缔组织病、天疱疮、类天疱疮、变应性血管炎等。参照表 4-1-2。

表4-1-2 常用糖皮质激素制剂

类别	制剂	生物半衰期 /h	效价	剂量换算 /mg
短效	可的松	8 ~ 36	0.8	25
	氢化可的松	8 ~ 12	1	20
中效	泼尼松	12 ~ 36	4	5
	泼尼松龙	12 ~ 36	4	5
	甲泼尼龙	12 ~ 36	5	4
长效	地塞米松	36 ~ 54	25	0.75
	倍他米松	36 ~ 54	25	0.6

【不良反应】

长期大量系统应用糖皮质激素的不良反应较多，主要有感染、消化道溃疡或穿孔、肾上腺皮质功能减退、电解质紊乱、骨质疏松或缺血性骨坏死以及对精神神经的影响等，还可加重原有的糖尿病、高血压等，不适当的停药或减药过快还可引起病情反跳。

【禁忌证】

禁用于肾上腺皮质功能亢进症、心肾功能不全、糖尿病、活动性结核病、严重高血压、活动性消化性溃疡病、严重的精神病和癫痫、骨质疏松、骨折、创伤修复期、角膜溃疡、动脉硬化、孕妇、抗菌药物不能控制的严重感染性疾病、遗传性皮肤病及对糖皮质激素制剂过敏者。

三、抗菌药物

参照表4-1-3。

表4-1-3 抗菌药物

分类及代表药物	适应证	不良反应及注意事项
青霉素类（青霉素 G 苄星青霉素）	主要用于各种球菌感染引起的脓疱疮、毛囊炎、疖肿、痈、猩红热、丹毒、蜂窝织炎和梅毒等	过敏性休克、药疹（以荨麻疹和血管性水肿为多见）、药物热、血清病样反应、注射部位疼痛和血栓性静脉炎等。用药前务必询问过敏史，做青霉素皮试，对青霉素有过敏史者禁用，也不宜做皮试
头孢菌素类（头孢克洛、头孢曲松）	主要用于耐药性金黄色葡萄球菌及某些革兰阴性杆菌、绿脓杆菌的感染	对青霉素过敏者应注意与本类药物有交叉过敏

续表

分类及代表药物	适应证	不良反应及注意事项
氨基糖苷类阿米卡星（庆大霉素、丁胺卡那霉素）	适用于葡萄球菌、肠道革兰阴性菌和绿脓杆菌等所致的感染。皮肤科常应用庆大霉素生理盐水溶液行疱病清疮、邮票贴敷治疗	有耳和肾毒性，不宜长期应用
大环内酯类(红霉素、罗红霉素、阿奇霉素等)	主要用于革兰阳性菌感染，如丹毒、痤疮，以及非淋菌性尿道炎、淋病、梅毒等	胃肠道刺激作用，可出现恶心、呕吐、腹痛等；肝病及肝功能不全者慎用
四环素类米诺环素（四环素、美满霉素）	主要治疗痤疮、淋菌或非淋菌性尿道炎，坏疽性脓皮病、无菌性脓疱病等	可出现恶心、呕吐、胃肠不适及头晕等症状；孕妇及8岁以下儿童禁用
喹诺酮类(环丙沙星、氧氟沙星等)	主要用于细菌性皮肤病、支原体或衣原体感染	可出现幼儿软骨成骨障碍；孕妇及16岁以下患者禁用
抗结核药（异烟肼、利福平、乙胺丁醇）	除对结核杆菌有效外，也用于治疗某些分枝杆菌感染	可出现恶心、呕吐、胃肠不适及头晕等症状；此类药物往往需联合应用和较长疗程
抗麻风药（氨苯砜）	可用于大疱性类天疱疮、变应性皮肤血管炎、红斑狼疮、扁平苔藓等	不良反应有贫血、粒细胞减少、高铁血红蛋白血症等
抗厌氧菌类（甲硝唑和替硝唑）	适用于酒渣鼻、毛囊虫病、痤疮、细菌性阴道炎、阴道滴虫病等	主要不良反应为消化道症状、神经性头痛
万古霉素类（万古霉素、去甲万古霉素）	对革兰阳性菌有效，尤其对耐甲氧西林金葡菌、表皮葡萄球菌敏感，多用于其他抗生素无效的严重病例	可出现胃肠道反应、荨麻疹；长期、大量、高浓度应用易发生耳聋及血尿素氮升高，肾功不全者慎用，治疗期间应检查肾功能及听力

四、抗病毒药物

参照表4-1-4。

表4-1-4　抗病毒药物

药物名称	适应证	不良反应
阿昔洛韦	对单纯疱疹病毒、水痘—带状疱疹病毒有较强的抑制和灭活作用，对EB病毒和巨细胞病毒作用较弱	一般较轻且少见，主要为变态反应，如皮肤瘙痒、荨麻疹及注射部位炎症；轻度胃肠道不适。肾功能不全、老年人、孕妇慎用
伐昔洛韦、泛昔洛韦、更昔洛韦	较阿昔洛韦吸收快，组织中药物浓度高。可用于艾滋病、器官移植、恶性肿瘤合并巨细胞病毒感染患者	同上
利巴韦林	广谱抗病毒药，可用于疱疹病毒等的治疗	可出现口渴、白细胞减少等反应，妊娠早期禁用

五、抗真菌药物

参照表4-1-5。

表4-1-5 抗真菌药物

药物名称	适应证	不良反应
制霉菌素	主要用于消化道念珠菌感染	有轻微胃肠道反应
两性霉素B	广谱抗真菌药，多系统应用。对多种深部真菌抑制作用强，但对皮肤癣菌抑制作用差	本药毒性较大，可引起寒战、发热、食欲缺乏、肾损害、低血钾和静脉炎等不良反应
氟康唑	用于系统性念珠菌感染、慢性皮肤黏膜念珠菌病、泛发性体癣、花斑癣等	可有肝脏损害
伊曲康唑	主要用于甲真菌病、念珠菌病、隐球菌病、孢子丝菌病、着色真菌病等	恶心、头痛、胃肠道不适和转氨酶升高
特比萘芬	主要用于甲癣和角化过度型手癣，念珠菌或酵母菌效果差	对肝肾功能减退者应慎用

六、维A酸类药物

参照表4-1-6。

表4-1-6 维A酸类药物

分类	药物名称	适应证	不良反应
第一代维A酸（维A酸的天然代谢产物）	异维A酸、维胺脂	囊肿性痤疮、掌跖角化病等	致畸作用，服药期间及服药后4～8周应避孕。可导致血脂、肝酶增高、皮肤黏膜干燥、皮肤瘙痒、高血钙、骨骼早期闭合等
第二代维A酸（单芳香族维A酸）	阿维A酯、依曲替酸	严重型银屑病（如脓疱型、红皮病型等）、各型鱼鳞病、掌跖角化病等。可与糖皮质激素联合，也可与PUVA联用，可用于治疗皮肤肿瘤	同上，但较第一代维A酸轻
第三代维A酸（多芳香族维A酸）	芳香维A酸乙酯	同第二代维A酸	同上

七、维生素类药物

维生素是人体正常新陈代谢所必需的物质，与皮肤病有紧密的联系。如摄入的绝对量不足可引起以皮肤症状为主的维生素缺乏病；使用各种维生素不仅可以治疗相应的维生素缺乏病，而且对许多非维生素缺乏的皮肤病也有效。参照表4-1-7。

表4-1-7　脂溶性及水溶性维生素

药物名称	适应证	不良反应
维生素 A	维生素 A 缺乏病、毛周角化症、鱼鳞病、毛发红糠疹等角化性皮肤病	维生素 A 过多症，长期服用可导致肝脏损害
维生素 E	血管壁脆弱引起的血管功能障碍性皮肤病、角化性皮肤病及卟啉病的辅助治疗	少见，偶有恶心、呕吐、疲乏等
维生素 B_1	麻风所致神经炎、股外侧皮神经炎、带状疱疹后遗神经痛等	肌注可见变态反应。过量应用对心血管和神经系统有毒性作用
维生素 B_6	脂溢性皮炎、脱发、头皮糠疹、皮脂溢出症、痤疮等	过量应用维生素 B_6 可产生胎儿短肢畸形及感觉性神经疾病
维生素 B_{12}	带状疱疹后遗神经痛、银屑病红皮症、扁平苔藓、日光性皮炎等	偶可发生荨麻疹，甚至过敏性休克。慎用于心脏病患者，禁用于肿瘤患者
维生素 C	坏血病、出血性疾病、变态反应性皮肤病、红皮病、色素性皮肤病等	大剂量可引起消化系统症状，长期大量应用可使尿液酸化，引起结石。大剂量静脉注射可引起血栓形成
烟酸	烟酸缺乏症、冻疮、疱疹样皮炎、硬皮病、白癜风、扁平苔藓、黄色瘤等	可引起皮肤潮红、瘙痒、灼热及心悸、胃肠道不适等症状。痛风患者忌用
β-胡萝卜素	应用于皮肤干燥症、鱼鳞病及免疫力低下者	用药期间可能发生稀便，皮肤黄染，偶见关节疼痛。不得随意超量使用

八、免疫抑制剂

参照表 4-1-8。

表4-1-8　免疫抑制剂

药物名称	适应证	不良反应
环磷酰胺	适用于自身免疫病、血管炎等，如红斑狼疮、皮肌炎、大疱病、坏疽性脓皮病、白塞病等	可出现出血性膀胱炎，应用时宜大量饮水。肝肾功能差、孕妇及哺乳期妇女禁用
硫唑嘌呤	用于系统性红斑狼疮、皮肌炎、大疱病、变应性血管炎等	可出现胃肠道反应、脱发、骨髓抑制等。禁忌同上
甲氨蝶呤	适用于严重型银屑病、大疱病、皮肌炎、蕈样肉芽肿等	同上
环孢素 A	用于治疗狼疮性肾炎、大疱病、严重难治型银屑病、坏疽性脓皮病等	环孢素 A 血浆浓度高于 400ng/mL 易引起肾脏毒性，超过 600ng/mL 可出现中枢神经系统毒性
麦考酚酸酯（骁悉）	用于狼疮性肾炎等	可出现胃肠道反应、骨髓抑制。禁用于孕妇及哺乳期妇女。慎用于严重的心肝肾功能不全者

九、免疫调节剂

参照表 4-1-9。

表 4-1-9 免疫调节剂

药物名称	适应证	不良反应
卡介苗	用于治疗黑素瘤、皮肤淋巴瘤、鳞癌、基底细胞癌、慢性荨麻疹	注射局部红斑硬结，全身反应可见发热、寒战、关节肌肉疼痛，肝功异常
胸腺素	主要用于原发性细胞免疫缺陷病，也可作为自身免疫性病、病毒感染性疾病、特应性皮炎等的辅助治疗	偶见发热、皮疹。首次注射前最好做皮内过敏试验
干扰素	主要用于单纯疱疹、带状疱疹、水痘、病毒疣、皮肤恶性肿瘤、银屑病及瘤型麻风、红斑狼疮等辅助治疗	寒战、发热、肌肉酸痛、恶心、呕吐等症状及暂时骨髓抑制等不良反应
转移因子	对一些感染性皮肤病如念珠菌病、带状疱疹、特应性皮炎、皮肤恶性肿瘤等有一定疗效	注射局部胀痛，偶有皮肤瘙痒，短暂发热

十、氯喹及其他类药物

参照表 4-1-10。

表4-1-10 氯喹及其他类药物

药物名称	适应证	成人用量	不良反应
氯喹	适用于慢性盘状狼疮、系统性红斑狼疮、变应性血管炎、多形红斑等	250mg / 次，2 次 /d	视网膜黄斑区损害、胃肠道反应、白细胞减少、骨骼肌软弱、肝肾受损、药疹、头痛、头晕等症状。服药前及服药期间每 3 个月做 1 次眼科检查；定期复查肝功及血常规
硫酸羟氯喹	同上	200mg / 次，1 ~ 2 次 /d	肝肾受损及眼部不良反应较氯喹轻。其余同上
雷公藤总苷	主要用于结缔组织病如各型红斑狼疮、皮肌炎、硬皮病等；大疱病及疱疹样皮炎；红斑鳞屑性皮肤病；皮肤血管炎类疾病；湿疹皮炎类及麻风反应等	10 ~ 20mg / 次，3 次 /d	胃肠道反应、药疹、骨髓及生殖细胞抑制等不良反应。有心、肝、肾器质性病变者、白细胞减少者、孕妇及哺乳期妇女忌用，年老体弱、儿童慎用
钙制剂	急性皮炎湿疹、过敏性紫癜	如葡萄糖酸钙：口服 0.5 ~ 2g/d，静脉每次 10 ~ 20mL，必要时可重复	静脉注射宜慢，过快可引起心律失常甚至停搏
人血清丙种球蛋白	可用于治疗皮肌炎等自身免疫疾病及重症药疹、大疱性皮肤病等重症疾病	静脉注射：10 ~ 20g / 次，1 次 /d，连用 3 ~ 5d	偶发生变态反应，可见局部疼痛和暂时性体温升高

第二节 外用西药

皮肤科常用外用西药参照表 4-2-1。

表4-2-1 外用药物的种类及代表药物

种类	适应证	代表药物
清洁剂	皮炎、湿疹及疱病皮损的清洁	生理盐水、3% 硼酸溶液、植物油等
保护剂	间擦疹、痱子等	滑石粉、氧化锌粉、炉甘石、淀粉等
止痒剂	皮肤瘙痒、湿疹、皮炎、痒疹等	1% 麝香草酚、1% 苯酚、糖皮质激素等
角质促成剂	银屑病、脂溢性皮炎、湿疹	2% ~ 5% 煤焦油或糠馏油、5% ~ 10% 黑豆馏油、3% 水杨酸、3% ~ 5% 硫黄
角质剥脱剂	掌跖角化病、慢性湿疹、神经性皮炎	5% ~ 10% 水杨酸、10% 硫黄、20% ~ 40% 尿素、5% ~ 10% 乳酸、0.01% ~ 0.1% 维 A 酸等
抗炎药	皮炎、毛囊炎、脓疱疮、皮肤破溃感染	3% 硼酸溶液、0.1% 依沙吖啶（利凡诺）、5% ~ 10% 过氧化苯甲酰、0.5% ~ 3% 红霉素、1% 克林霉素（氯洁霉素）、0.1% 小檗碱（黄连素）、2% 莫匹罗星、0.3% 环丙沙星软膏
抗真菌药	手足癣等真菌感染性皮肤病	2% ~ 3% 克霉唑、1% 联苯苄唑、1% 特比萘酚、5% ~ 10% 水杨酸、6% ~ 12% 苯甲酸、5% ~ 10% 硫黄
抗病毒药	单纯疱疹、水痘、带状疱疹	3% ~ 5% 阿昔洛韦
遮光剂	日光性皮炎、多形日光疹、卟啉症	5% 二氧化钛、10% 氧化锌、5% ~ 10% 对氨基苯甲酸
脱色剂	黄褐斑及色素沉着性皮肤病	3% 氢醌、20% 壬二酸

第五章 皮肤病常用中药及内服、外用方剂

第一节 常用中草药

一、清热泻火解毒药

1. 菊花

菊花味甘、苦，性凉。具有疏风清热、驻颜悦色、长发黑发的功效。菊花及其制品用治须发早白、肌肤不泽、头风白屑、寻常疣、黄褐斑。《本草拾遗》曰："白菊味苦，染髭发令黑，益颜色，好颜色不老。"

2. 母菊

母菊味甘，性平。具有祛风解表、清利湿邪的功效。母菊能减弱变态反应，可以防治湿疹、过敏性皮炎、日光性皮炎等。由于母菊无毒、性柔和，因而适用于儿童化妆品。

3. 桑叶

桑叶味苦、甘，性寒。具有清热散风、清肝明目的功效。皮肤科常取其发散风热的作用，治疗由风热引起的皮肤瘙痒及荨麻疹等疾患。《本草纲目》记载可明目长发。据药理研究，桑叶含有黄酮苷、酚类、氨基酸、有机酸、胡萝卜素及维生素 B_1 等成分，同时含有多种人体必需的微量元素。对黄褐斑治疗有较好效果。

4. 连翘

连翘味苦，性微寒。具有清热解毒、消痈散结、疏散风热的功效。现代研究表明，连翘含有氨基酸的季胺衍生物，用丙酮提取可作为头油、生发露的添加剂，对斑秃及各种类型的脱发有很好的治疗效果；还可作为治疗毛囊炎、痤疮、足癣的化妆品添加剂。

5. 大黄

大黄味苦，性寒。具有泻下攻积、清热泻火、止血解毒、活血祛瘀的功效。大黄及其

制品用治胃肠积滞、大便秘结、吐血衄血、热毒疮疡、水火烫伤、瘀血诸证等。现代研究表明，大黄含有大黄酚和大黄素，有抗菌、抗病毒、防腐、抗氧化等功效，可以作为化妆品添加剂。

6. 千里光

千里光味苦，性寒。具有清热解毒、杀虫、明目的功效。对粉刺、黄褐斑及雀斑有一定疗效。现代研究表明，千里光含有抗菌成分和酚类物质，可用于化妆品中。

7. 鸦胆子

鸦胆子味苦，性寒。具有清热解毒、治痢截白疟、腐蚀赘疣的作用。鸦胆子油制成的化妆品对疣类皮肤病有效，还可治疗脚气。用鸦胆子油、胡萝卜油、菜花油制成的发用化妆品可使头发乌黑发亮且易于梳理，制成护肤品，可使皮肤润滑，并有防裂、治裂作用。

8. 青黛

青黛味咸，性寒。具有清热解毒、凉血消斑、清肝泻火、定惊美颜的功效。现代研究表明，青黛含靛蓝和靛玉红。用青黛制成的化妆品可以防治各种皮肤病。

二、清热凉血润肤药

生地黄

生地黄味甘、苦，性凉。具有滋阴养血、补肾填精、强筋壮骨、乌须黑发、润肤悦颜、牢牙固齿的功效。地黄及其制品均可用治阴虚血少、皮肤干燥、头发脱落、须发早白、牙齿松动、酒渣面疮、白癜风等。《东垣试效方》曰："酒洒久蒸如乌金，假酒力则微温。大补，血衰之人用之，药善黑鬓发。"《本草纲目》曰："填骨髓，长肌肉，生精血，补五脏内伤不足，通血脉，利耳目，黑须发。"《普济方》乌须黑发：以干生地黄、覆盆子、地骨皮为丸服。《普济方》治面疮：生地黄与枸杞子同用，久服颜如童子。

现代研究证明，地黄主含 β–谷甾醇、少量豆甾醇、地黄素、脂肪酸、维生素 A 类物质、糖类及氨基酸等。地黄提取物制成的化妆品适用于婴幼儿，妇女在月经期间使用地黄沐浴液更为适宜。

三、祛湿利水药

（一）芳香化湿药

苍术

苍术味辛、苦，性温。具有燥湿健脾、祛风散寒、明目乌须、润肤驻颜的功效。苍术及其制品可用治湿阻中焦、风湿痹证、夜盲昏涩、须发早白等证。《医学入门·本草》曰："久服乌须驻颜，壮筋骨，明耳目，润肌肤。"用它健脾胃，补虚损，乌须发，驻颜色，壮筋骨，明耳目，润肌肤，久服令人轻健。若在粉刺露中加入苍术提取物，对治疗感染性粉刺效果尤佳，还有很好的防腐剂作用。

（二）清热燥湿药

1. 苦参

苦参味苦，性寒。具有清热燥湿、凉血杀虫的功效。苦参及其制品用治皮肤瘙痒、疥疮湿痒、烫伤、白癜风、酒渣鼻、扁平疣。《药性论》又曰："治热毒风，皮肌烦躁生疮，赤癞眉脱。"

用治白癜风：如《圣济总录》苦参膏。用治酒渣鼻：如《古今医鉴》参归丸。

用治齿龈黑臭：如《华佗神医秘传》方"苦参煎汤，漱口，续用数日，必有奇效"。

对痤疮、白癜风、酒渣鼻等多种皮肤病有治疗作用。

2. 白鲜皮

白鲜皮味苦，性寒。具有清热燥湿、祛风解毒、润肤白面、除斑去疣的功效，为治疗皮肤病之要药。白鲜皮及其制品用治皮肤瘙痒、眉发脱落、面黑不净、黄褐斑、扁平疣。

用治面黑不净：如《千金要方》方，白鲜皮、白僵蚕、川芎、白芷、白附子、鹰屎白、甘松香、木香各三两，土瓜根一两，白梅肉三七枚，白檀香、白术、丁子香各三两，冬瓜仁五合，面三升，先以猪胰和面，曝干，然后合诸药，捣末，又以白豆屑二升为散。如用洗手面，10d 色白如雪，30d 如凝脂。

现代研究表明，白鲜皮可抑制真菌，增白皮肤，其提取液可用于美容剂、浴用剂，有预防和治疗皮肤病的作用。

（三）健脾渗湿药

1. 茯苓

茯苓味甘、淡，性平。具有利水渗湿、健脾安神、去肝斑白面、延年驻颜的功效。茯苓及其制品用治脾胃虚弱面黑、肌肤皱缩、头发脱落。

用治面部黑斑，令悦泽美白光润及手皲：如《普济方》茯苓膏。治疗秃发：用茯苓2 000g，研细末，每服 8g，白开水冲服，每日 2 次。

现代研究表明，用茯苓提取液配制的化妆品能使皮肤有光滑、爽快感。使皮肤纹理细腻，光艳，富有弹性，并可改善皮肤粗糙感，保持皮肤滋润。所以这种化妆品适宜用于干性皮肤以及工作上经常接触水或户外工作人员，特别适用于中老年女性。

2. 薏苡仁

薏苡仁味甘、淡，性凉。具有利水渗湿、健脾除痹、清热排脓的功效。薏苡仁及其制品可用于小便不利、水肿脚气、扁平疣、痤疮等。

现代研究表明薏苡仁油提取物主要用于发用化妆品。它能营养头发，防止脱发，并使头发光滑、柔软。其煎剂及乙醇提取物呈淡黄色或白色黏稠液体，可以长期存放。含薏苡仁提取物的膏、露化妆品，对面部粉刺、毛囊炎等炎症及皮肤粗糙都有明显的疗效。它对紫外线有吸收能力，以很低浓度的提取物配入化妆品中，还可以收到防晒和防紫外线的效果，所以放射科医生、在有放射线的环境里工作的科研人员及野外作业的地质工作者等宜使用这类化妆品。

四、疏风祛疹止痒药

1. 浮萍

浮萍味辛，性寒。具有发汗解表、透疹止痒、利尿消肿的功效。皮肤科取其透达表里之作用，可将皮里膜外之风邪透于肌表，可达调和营卫、疏风止痒之功效。治疗白癜风及其他色素脱失症，有一定的效果，自汗体虚者慎用。

2. 刺蒺藜

刺蒺藜味苦、辛，性温。具有平肝疏肝、祛风明目、止痒祛斑的功效。白蒺藜及其制品用治风疹瘙痒及白癜风、面黯、瘢痕等。《本草纲目》曰："洗面黑，治瘢痕，洗。"用治白癜风：如《千金要方》方，白蒺藜子六两，生捣为末，每汤服二钱，日二服。用治酒渣鼻：如《太平圣惠方》方，白蒺藜二两（微炒，去刺），栀子仁二两，豉一合，木兰皮二两，捣罗为末，以浆水和如膏，每夜临卧时涂之。

五、活血化瘀药

1. 玫瑰花

玫瑰花味甘、微苦，性温。具有理气解郁、和血散瘀的功效。《食物本草》谓本品：

"主利肺脾，益肝胆，辟邪恶之气，食之芳香甘美，令人神爽。"现代研究表明，玫瑰花含挥发油（玫瑰油），可治疗秃发和增加头发光泽，可制成美发用品。

2. 当归

当归味甘、辛，性温。具有补血活血、调经止痛、润肠通便、泽润肌肤、乌须生发、坚牙固齿的功效。当归及其制品主要用治血虚诸证、月经不调、肌肤皱缩、面部瘢痕、须发花白、牙齿松动、风屑垢腻、黄褐斑、扁平疣。用治皮肤皱缩：如《赤水玄珠》滋燥养荣汤。乌须发、固齿：如《圣济总录》当归散。

现代研究证明，当归能扩张毛细血管，促进血液循环，且含丰富的微量元素，能固发生津，用当归人参洗发剂能防止脱发，并使头发乌黑光亮，易于梳理，还可预防白发。当归对黄褐斑等色素性皮肤病有较好的疗效。现治疗黄褐斑、雀斑等色素沉着性皮肤病多采用复方配方，以当归为主，配桔梗、续随子、菟丝子、射干、麻黄提取物，是一种较为安全的美容制品。

3. 红花

红花味辛，性温。具有活血通经，祛瘀止痛的功效。红花是天然的色素，古代就已作为化妆品和纺织品的染料。

现代研究表明，红花油还有降低血脂的功效。红花制成祛斑霜化妆品有活血祛瘀的作用，对各种斑疾疗效显著，和白芷、补骨脂提取物合用，效果更佳。用红花、丹参、赤芍、川芎的提取物，混合应用于发用化妆品中，有生发、乌发作用。含有红花提取物的按摩剂，适用于脸部的按摩，可使皮肤细嫩、红润，手足按摩，可以舒筋活血、消除疲劳、治疗冻疮。制成沐浴液，防治腰腿痛。红花制成红色素应用于需要加色的膏、霜、露等各种化妆品中而使之鲜艳夺目。

4. 桃仁

桃仁味苦、甘，性平。有小毒。具有活血祛瘀、调经止痛、润肠通便、止咳平喘、泽润肌肤、乌须生发、坚牙固齿的功效。有行血破瘀、润燥滑肠的作用。临床用于瘀血凝结之经闭、痛经。皮肤科取其质润多油，养血润肤的作用，常用于老年性血虚风燥引起的皮肤干燥瘙痒。

5. 三七

三七味甘微苦，性温。具有化瘀止血、活血定痛之功效。现代研究表明，三七能滋润和清洁皮肤，对面部黄褐斑有一定的疗效，故可用它制成洁面霜、清洁露、祛斑霜等。

6. 丹参

丹参味苦，性微寒。具有活血调经、凉血消痈、安神止痛、平痤灭瘢的功效。丹参及其制品用于治疗月经不调、痛经、粉刺酒渣、瘢痕疙瘩、黄褐斑等。

用治粉刺、面疮：如《普济方》五参丸。灭瘢痕：如《备急千金翼方》方，用丹参、羊脂和煎敷之。

现代研究表明，丹参含有维生素E及微量元素锌、铜、铁，因此，能促进毛发黑色素的生长。亦能补充因微量元素不足造成的白发、黄发、头发干燥等美容缺陷。可将丹参添加进发用化妆品中，可促进头发生长、使头发由白变黑。另外将丹参提取液加入润肤化妆品中，可滋润皮肤，使皮肤光洁而红润。

7. 桃花

桃花味甘、辛，性微温。具有活血行瘀、润燥滑肠、利水以及润肤悦面功效。临床上多用它治疗水肿、脚气、痰饮、二便不利、面𪒟、秃发等症。皮肤科用其可使面部白皙润泽、祛斑。

8. 牛膝

牛膝味甘、苦、酸，性平。生用具有散瘀血、消痈肿的功效；熟用具有补肝肾、强筋骨、驻颜色、润皮毛、乌须发的功效。用治腰膝骨痛、四肢拘挛、须发早白、头发脱落、黑痣面𪒟。用治须发秃落不生：如《圣惠方》补益牛膝丸。用于壮筋骨，驻颜色：如《圣济总录》神仙八味丸。

牛膝提取液可制成按摩奶液、按摩霜、沐浴露，利用其促进局部血液循环的作用。也可作为防皱化妆品的添加剂。

9. 姜黄

姜黄味辛、苦，性温。具有活血行气、通经止痛的功效。《千金方》用治诸疮癣初生时痛痒，以姜黄敷之。

姜黄提取的黄色素可用作化妆品的天然色素。用姜黄制成的化妆品可以防治各种皮肤病，如脚气、湿疹和痱子，尤其是对有感染的粉刺效果更佳，还可以祛除黑头粉刺。

10. 川芎

川芎味辛，性温。具有活血行气、祛风止痛、香口除臭的功效。川芎及其制品用治血瘀气滞的痛证、口臭牙黄、虫蚀齿痛、粉刺等。香口除臭：如《圣济总录》方，川芎不以多少，锉小块子，含化咽津。治牙黄：如《普济方》方，川芎、丁香各等份，为细末，擦牙如雪白。治面上粉刺：如《梅氏验方新编》清肺汤。

现代研究表明，川芎有扩张头部毛细血管，促进血液循环，增加头发营养，提高头发的抗拉强度和延伸性，使头发柔顺和不易变脆，亦能延缓白发生长，保持头发润滑光泽，易于梳理。所以将川芎制成洗发、生发制品等能防止脱发、白发，并有减轻头痛等作用。川芎制成粉刺露能防止粉刺和各种斑疾的产生，并能使面部皮肤增白而润滑光泽。

六、补益气血调和阴阳药

（一）补气健脾药

1. 白术

白术味甘、苦，性温。具有健脾益气、燥湿利尿、止汗安胎的功效。因脾为气血生化之源，又为水湿运化之所。气血生化不足则面色萎黄不华；水湿停滞则水气上泛于面，则面黑无光泽，故在美容方中常用白术以治之。

2. 黄芪

黄芪味甘，性温。具有益气升阳、益卫固表、利水消肿、托疮生肌、润泽肌肤、生发乌发的功效。黄芪及其制品用治脾胃气虚、面色萎黄、头发枯黄等。

用于生发、长发、令白发返黑：如《外台秘要》方，以黄芪与当归、独活、川芎、白芷、芍药等同用，煎膏，洗发后涂之。

现代研究表明，含有黄芪提取物的化妆品，因其含有甜菜碱，性质柔和，又含有大量的人体必需微量元素，最适合于儿童及婴幼儿使用，制成沐浴露可以营养皮肤，增强皮肤对疾病的抵抗能力。黄芪提取物制成的儿童洗发香波，可以使儿童、婴幼儿头发茂密粗壮，还可防止头部皮肤病的产生。

3. 人参

人参味甘、微苦，性温。具有大补元气、固脱生津、安神益智、润肤驻颜、生发、黑发的功效。人参及其制品可治劳伤虚损、须发早白、头发脱落、酒刺面疮。

现代研究证明，人参提取液配制成的护肤化妆品可使皮肤光滑、柔软有弹性，并有抗皱作用；配制成牙膏可起到消炎、镇痛的功效；配制成护发用品可增加头发的强度，防止头发脱落和白发产生，长期使用可使头发乌黑有光泽。

（二）滋阴补血药

1. 何首乌

何首乌味甘、涩，性微温。具有补益精血、养血祛风、乌须黑发、驻颜悦肤的功效。何首乌及其制品主要用治肝肾阴亏引起的须发早白、发稀脱落、赤白癜风、皮肤瘙痒、牙齿松动等。《开宝本草》曰："益血气，黑髭发，悦颜色。久服长筋骨，益精髓，延年不老。"《本草求真》曰："滋水补肾，黑发轻身。"

用以乌须发，壮筋骨，固精气，续嗣延年：如《积善堂方》七宝美髯丹。治白癜风：如《万病回春》追风丸。

现代研究表明，由于何首乌中含有卵磷脂等营养成分，有营养发根的作用，促使头发黑色素的生成，使头发更黑，是一种很好的头发调理剂，用于护发、养发、生发的化妆品，能使头发易于梳理，乌黑发亮，对"少白头"有很好的治疗功效。

2. 熟地黄

熟地黄味甘，性微温。具有补血养阴、添精益髓的功效。为补血要药，是一味美容价值极高的中药，在古代美容方中使用率很高。《修真秘诀》认为地黄"服百日颜如桃花，服三年令人长生不死"。据现代药理研究，熟地黄对皮肤、内脏等器官有抗衰老作用，还发现熟地黄所含铁质等物质可以养血养颜。

3. 白芍

白芍味苦、酸，性凉。具有养血柔肝、缓中止痛、敛阴止汗的功效。因为具有养血柔肝功能，配香附、柴胡对由于肝郁不舒而引起的黄褐斑、雀斑及色素沉着有一定疗效。

现代研究表明，白芍中含苯甲酸及酚类，所以可以配合其他中草药作为防腐剂，同时可以添加到粉刺霜或粉刺露中，对感染性痤疮有良好的治疗效果。因其含有蛋白质而有营养功能。还可添加进祛斑霜、祛斑露中。与白芷等中草药合用，效果更为显著，而且还有增白作用，是一种非激素类增白祛斑剂，无不良反应可以长期使用，这是合成增白霜、祛斑霜无法比拟的，是成人理想的增白祛斑化妆品。

（三）养阴润燥

1. 天冬

天冬味甘、苦，性寒。具有养阴润燥、清火生津、泽肤驻颜、乌须黑发的功效。天冬及其制品可用于治阴虚肺燥、潮热盗汗、肠燥便秘、须发早白、面黑不白等。

令面黑变白：如《圣济总录》方，用天冬曝干，用以洗面。黑髭发：如《太平圣惠方》方，与熟干地黄为丸服。强筋髓，驻颜色：《普济方》方以天冬内服。

现代研究表明，天冬提取物可和人参类提取物配伍制成各种化妆品。含有天冬提取物的粉刺露，对有感染和炎症的粉刺疗效显著。临床使用证明，天冬可润皮肤，悦颜色，聪耳目，利咽喉、美发、轻身耐老。

2. 麦冬

麦冬味甘、微苦，性寒。具有养阴润肺、清心除烦、益胃生津、悦泽肌肤、令人肥健、乌须黑发的功效。麦冬及其制品用治虚劳烦渴、肌肤干皱、须发早白、肺风粉刺等。《图经本草》曰："补中益心，悦颜色，安神益气，令人肥健。"乌须发：如《万病回春》乌须酒。

现代研究表明，麦冬有皂苷类作用，可添加到乳化剂、清洁剂中，还可作为化妆品的润肤添加剂，而且对粉刺有一定的效果。由于麦冬具有良好的益胃润肺功能，可使胃气旺盛，多进饮食，气血充足，面色红润；肺得濡润，皮毛便会得到肺的营养而润泽，容颜自然美好。

3. 玉竹

玉竹味甘、微寒。具有养阴润燥、益气养胃、生津止渴的功效。皮肤科常用于治疗严重皮肤病引起的阴液不足、骨蒸劳热等。现代研究表明，玉竹含有维生素 A 等物质，当维生素 A 缺乏时表皮易角化，皮肤干燥，衰老提前，而服玉竹后可使皮肤滋润细腻，富有弹性，延缓老化。

4. 黄精

黄精味甘，性平。具有补气养阴、健脾润肺、益肾的功效。黄精及其制品用治肺肾阴虚、脾胃虚弱、肾精亏虚、牙齿松动、须发早白、风癞癣疾等，为抗衰老补益药物。《日华子本草》曰："常服久蒸暴，食之驻颜。"《道藏神仙芝草经》曰："宽中益气，颜色鲜明，发白更黑，齿落更生"。《普济方》黄精膏与干姜、桂心同用，用其乌须发，补益延年。

现代研究表明，黄精的水－醇浸剂浓缩液，可作为化妆品色素。黄精与枸杞子、柏叶、苍术制成的乌发乳、乌发头油均有使白发变黑的作用，且头发变黑后不褪色，同时还有生发的功能。

（四）滋补肝肾

1. 女贞子

女贞子味甘、苦，性凉。具有滋补肝肾、明目乌发的功效。临床用于肝肾阴虚所致头昏目眩、腰膝酸软、髭发早白、心悸失眠。皮肤科常配枸杞子、沙参、玄参、玉竹、旱莲草等药治疗黄褐斑、脱发等。

2. 旱莲草

旱莲草味甘、酸，性寒。具有滋补肝肾、凉血止血的功效。用于肝肾阴虚之腰膝酸软、阴虚血热之出血，并可入肾滋阴，有乌须发之作用。皮肤科常用于脱发及由肝肾阴虚所引起的皮肤病。

3. 枸杞子

枸杞子味甘，性平。具有补肝肾、明目、悦颜润肤、乌须黑发的功效。枸杞子及其制品用治肝肾不足、腰膝酸软、须发早白、毛发干枯、面容憔悴、面野斑。《药性论》曰："能补益精诸不足，易颜色，变白，明目，安神。"《太平圣惠方》曰："枸杞子酒，长肌肉，益颜色，肥健人。"用于补真气，悦颜色，润肌肤：如《圣济总录》枸杞煎。用于乌髭黑发：如《圣济总录》地仙丸。

现代研究表明，由于枸杞子含有核黄素、烟酸、抗坏血酸等维生素，又含有钾、铁、铜等微量元素，最适合于发用化妆品。发用化妆品添加枸杞子的提取物，可防治脱发，能促进头发黑色素的生成，使头发乌黑发亮，对由于缺乏人体必需微量元素所引起的黄发、白发均有显著疗效。枸杞子的提取物添加入生发露中，对斑秃有很好的治疗作用；用于面部化妆品，可使皮肤细嫩、光滑，具有营养皮肤之功效。枸杞子也适合作为儿童、幼儿的化妆品的添加剂。

七、润颜美肤药

1. 白芷

白芷味辛，性温，味香色白，为我国最古老的美容中药之一。历代被视为美容佳品，白芷及其制品均具有良好的长肌肤、润颜色、去面野的作用。《神农本草经》认为："长肌肤，润泽颜色，可作面脂。"白芷在秦汉时期已应用于面脂的配制中，是药物面脂剂型最早的记载。《刘涓子鬼遗方》有"白芷膏"方，用治发颓、生发。

近代研究证明，白芷可改善微循环，促进皮肤的新陈代谢，延缓皮肤衰老，并可去除面部色斑瘢痕。美容功效：长肌肤，润泽颜色，可作面脂，去面 疵瘢，除口齿气臭。据其化学成分和特征，与补骨脂合用，可治白斑症。有防晒、防紫外线的效用，可使皮肤洁白。如白芷与补骨脂合制的祛斑露，与人参、樟脑合用的祛斑露，对治疗黑头粉刺有一定效果。其洗发制品，可防治头癣、头皮屑等疾。

2. 丁香

丁香味辛，性温。具有温中暖肾、和胃降逆、香身除臭、牢牙乌须的功效。丁香及其制品主要用治呃逆呕吐、熏齿口臭、腋下狐臭、须发早白、眉鬓脱落。历代本草对其美容功效记述较多，如《药性论》曰："入诸香中，令人身香。"《海药本草》曰："治气，乌髭发，杀虫，辟恶去邪。"《本草正》曰："辟口气，坚齿牙。"

用治口气臭秽：如《千金要方》含香丸。用于香身洁体，治遍身炽腻、恶气及口齿气：如《仁术便览》方，配藿香、零陵香、甘松香、白芷、香附、当归、桂心、槟榔、益智、麝香、白豆蔻，共为细末，炼蜜为丸，每嚼化1丸，20d后异香。治腋臭：如《景岳全书》方，配青木香、槟榔、檀香、麝香、大黄水煎服。用于洗面，使莹肌如玉：如《扶寿精方》方，白丁香与白牵牛、白及、白敛、白蒺藜、当归、升麻、白芷、楮实子、白茯苓、麻黄、白附子、连翘等同研为细末。令白发变黑：如《普济方》方，以丁香生姜汁研，拔去白发涂汁孔中。

如今，丁香常用作化妆品的添香剂、防腐剂，可治疗腋臭、口臭等。

3. 木香

木香味辛、苦，性温。具有行气止痛、温中和胃、香身除臭、悦颜祛皱的功效。木香及其制品用治脾胃气滞、狐臭口臭等证。

用治狐臭：如《太平圣惠方》方，以木香与枫香、熏陆香、丁香、阳起石、陈皮、白矾、石灰同用，捣细罗为散，以绵裹药如指大，系于腋下，每日换之，五七日瘥。用作面膏，去风寒，令面光悦，却老去皱：如《千金要方》方，以青木香、白附子、川芎、白蜡、零陵香、香附子、白芷、茯苓、甘松、羊髓同用煎膏，敷面作妆。

木香作为天然化妆品的植物香料，制成沐浴液可防治皮肤病；制成花露水可起到清香解暑、卫生保健作用。

4. 珍珠

珍珠味甘、咸，性寒。具有镇心安神、养阴熄风、平肝潜阳、去翳明目、解毒生肌、润肤白面、固齿白牙的功效。珍珠及其制品主要用治面黯黵、牙齿黄黑、手足皲裂。《名医别录》谓："敷面令人润泽好颜色，粉点目中主肤翳障膜。"《日华子本草》曰："安心明目，驻颜色。"《开宝本草》曰："涂面令人润泽好颜色，涂手足去皮肤逆胪。"

用治面黯黵，令光泽洁白：如《太平圣惠方》方，珍珠末与朱砂、冬瓜子仁、水银同用，都研令极细，入水银同研令匀，以面脂和调为膏，每夜敷面，且以浆水洗之。用治齿龈宣露，牙黄黑不白：如《御药院方》白牙真珠散。

现代研究表明，珍珠所含有多种氨基酸，能促进细胞再生，使皮肤柔嫩洁白，防止衰老，焕发青春。珍珠与三七合用，制成的三七珍珠霜具有养颜护肤，使皮肤晶莹娇嫩的功效，尤其对面部色素沉着有显著疗效，而无皮肤变态反应和不良反应。

5. 升麻

升麻味辛、苦，微寒。具有发表透疹、清热解毒、升举阳气、洁齿白牙、香口去臭、乌须黑发的功效。升麻及其制品用治风热头痛、麻疹不透、齿痛口疮、久泻脱肛、须发早白、白秃发落、牙疳口臭。

用治齿黄黑：如《东垣试效方》白牙散。用治牙齿历蠹，齿根黯黑：如《太平圣惠方》川升麻揩齿散。用治口臭及龋齿：如《圣济总录》升麻散。

升麻的提取物可以加入到各种类型的膏霜、乳液和化妆水中。

6. 芦荟

芦荟味苦，性寒。具有泻下通便、清肝杀虫的功效。本品含有大量芦荟大黄蒽苷，并含有丰富的维生素 B_2、维生素 B_6、维生素 B_{12} 及多种人体肌肤所必需的氨基酸和一些矿物质，经过大量实验证明，它对健肤美容有奇特的功效，可制成美容饮料和外用剂型。目前已应用在化妆品天然添加物中，芦荟在保湿、消炎、抗过敏、软化皮肤、止痒、抗紫外线、护发等方面都效果较好。

7. 麦饭石

麦饭石味甘，性温，无毒。麦饭石及其制品主要用治肠胃病，神经病，胆石症，风湿痛，皮肤皲裂、胖胕等。《本草纲目》谓："气味甘温，无毒，主治一切痈疽发背。"

现代研究表明，麦饭石含有 60 多种无机元素。麦饭石还有一种独特的吸附性，对有毒有害物质和细菌，具有强有力的吸附作用，用于制造保健饮料、食品、药品、化妆品既安全又可靠。

8. 苦杏仁

苦杏仁味苦，性微温，有小毒。具有止咳平喘、润肠通便、悦泽容颜、除黑斑增白、灭瘢去疣、祛风止痒的功效。杏仁及其制品用治咳嗽气喘、面生黑斑、瘢痕、白癜风、头风白屑、手足皲裂等症。

《鲁府禁方》杨太真红玉膏，令人面色悦泽如桃花。洗面令光白润泽：如《圣济总录》杏仁膏，以杏仁与雄黄、瓜子、白芷、零陵香、白蜡同用。治头风白屑：如《外台秘要》方，以杏仁、乌麻子同捣，以水煎滤取汁，用以沐头。治手足皲裂：如《外台秘要》方，杏仁烧令黑，研如膏，涂之，令瘥止。

现代研究表明，苦杏仁提取物去除氢氰酸后，可以制成杏仁蜜，滋润肌肤，使皮肤白嫩有光泽，同时对痤疮和斑疾也有防治作用。苦杏仁是一种高级化妆品原料，同时也是很好的天然化妆品香料。

9. 白僵蚕

白僵蚕味辛、咸，性平。具有祛风解痉、灭黯消瘢的功效。白僵蚕及其制品用治卒中不语、惊痫抽搐、黄褐斑、粉刺瘢痕、白癜风。《神农本草经》谓本品："主小儿惊痫、夜啼，去三虫，灭黯，令人面色好，男子阴疡病。"《本草纲目》曰："蜜和擦面，灭黑黯好颜色，或加白牵牛。"

用治雀斑：如《普济方》方，白僵蚕、白附子、白芷、藁本各一两，共为末，洗之。用治面上瘢痕：如《圣济总录》白僵蚕膏。

10. 柏子仁

柏子仁味甘，性平。具有养心安神、润肠通便的功效。《神农本草经》将其列为上品，认为"久服令人润泽，美色，耳目聪明，不饥不老，轻身延年"。据现代研究，柏子仁除含有丰富的脂肪外，还含有丰富维生素以及部分微量元素，这些营养成分皆是人体润肤、健肤物质。对于面色憔悴，面色无华，皮肤干枯，皮肤粗糙，过早衰老都有良好的治疗作用。

第二节 常用内服、外用方剂

一、常用内服中药方剂

（一）疏风解表止痒法

1. 偏于风寒者——麻黄方

◎来源：《北京中医医院经验方》。

◎组成：麻黄、杏仁、干姜皮、浮萍、白鲜皮、陈皮、牡丹皮、白僵蚕、丹参。

◎功用：祛风散寒，活血止痒。

◎适应证：荨麻疹、皮肤瘙痒症、神经性皮炎、丹毒等偏于风寒者。

2. 偏于风热者

（1）桑菊饮。

◎来源：《温病条辨》。

◎组成：桑叶、菊花、杏仁、桔梗、甘草、薄荷、连翘、芦根。

◎功用：疏风清热，宣肺止咳。

◎适应证：荨麻疹以及皮肤疮疡之初起，兼有表证，偏于风热者。

（2）荆防方。

◎来源：《北京中医医院经验方》。

◎组成：芥穗、防风、僵蚕、银花、蝉衣、牛蒡子、牡丹皮、浮萍、生地黄、薄荷、黄芩、甘草。

◎功用：疏风解表，清热止痒。

◎适应证：荨麻疹、皮肤瘙痒症、泛发性神经性皮炎、丹毒等偏于风热者。也可用于血管神经性水肿。

（3）浮萍丸。

◎来源：《医宗金鉴·外科心法》。

◎组成：紫背浮萍。

◎功用：散风祛湿，清热解毒，调和气血。

◎适应证：斑秃、皮肤瘙痒症、白癜风、荨麻疹等。

（4）防风通圣丸。

◎来源：《宣明论》。

◎组成：防风、荆芥、连翘、麻黄、薄荷、白芍、白术、栀子、大黄、芒硝、石膏、甘草、滑石。

◎功用：疏风解表，清热泻火。

◎适应证：荨麻疹、神经性皮炎、湿疹、过敏性皮炎、药疹以及其他一些瘙痒性皮肤病，证见表里俱实之象者。

3. 风湿蕴阻肌肤，久治不愈者——全虫方

◎来源：《北京中医医院经验方》。

◎组成：全虫（打）、皂刺、猪牙皂角、刺蒺藜、炒槐花、威灵仙、苦参、白鲜皮、黄檗。

◎功用：熄风止痒，除湿解毒。

◎适应证：慢性顽固瘙痒性皮肤病，如慢性湿疹、慢性阴囊湿疹、神经性皮炎、结节性痒疹、皮肤瘙痒症等。

4. 表虚不固者——玉屏风散

◎来源：《医方类聚》。

◎组成：防风、黄芪、白术。

◎功用：益气固表止汗。

◎适应证：荨麻疹、皮肤瘙痒性皮肤病证见畏风多汗者。

（二）养血润肤止痒法

1. 养血润肤饮

◎来源：《外科证治》。

◎组成：生地黄、熟地黄、当归、黄芪、天冬、麦冬、桃仁、红花、花粉、黄芩、升麻。

◎功用：养血润肤，滋阴生津。

◎适应证：银屑病（血燥型），以及慢性瘙痒性皮肤病。

2. 养血解毒汤（白疕二号）

◎来源：《北京中医医院经验方》。

◎组成：鸡血藤、当归、土茯苓、生地黄、山药、威灵仙、蜂房。

◎功用：养血润肤，除湿解毒。

◎适应证：银屑病（血燥型）、神经性皮炎、慢性湿疹、扁平苔藓等。

3. 当归饮子

◎来源：《医宗金鉴·外科心法》。

◎组成：当归、首乌、荆芥、甘草、生地黄、白芍、川芎、何首乌、防风、荆芥、刺蒺藜、黄芪。

◎功用：养血润肤，祛风止痒。

◎适应证：慢性荨麻疹、玫瑰糠疹、银屑病、慢性湿疹、皮肤瘙痒症等。（对于老年慢性瘙痒性皮肤病效果尤著）

4. 止痒合剂

◎来源：《北京中医医院经验方》。

◎组成：防风、当归、首乌藤、苦参、白鲜皮、刺蒺藜。

◎功用：养血散风止痒。

◎适应证：瘙痒性皮肤病，以慢性荨麻疹、慢性湿疹、玫瑰糠疹、皮肤瘙痒症最为适宜。

5. 润肤丸（散）

◎来源：《北京中医医院经验方》。

◎组成：桃仁、红花、熟地黄、独活、防风、防己、川芎、当归、牡丹皮、羌活、生地黄、白鲜皮。

◎功用：活血润肤，散风止痒。

◎适应证：银屑病、鱼鳞病、脂溢性湿疹、皲裂性湿疹等，以及其他角化、肥厚性皮肤病。

（三）清热凉血泻火法

1. 清营汤

◎来源：《温病条辨》。

◎组成：犀角（用水牛角代）、生地黄、玄参、竹叶、金银花、连翘、黄连、丹参、麦冬。

◎功用：清营解毒，凉血护心。

◎适应证：药疹、红皮病等疾病热入营血症初期。

2. 犀角地黄汤

◎来源：《备急千金要方》。

◎组成：犀角（用水牛角代）、生地黄、牡丹皮、芍药。

◎功用：清营凉血解毒。

◎适应证：药疹、急性皮炎、红皮病等急性期热入营血症。

3. 解毒清营汤

◎来源：《北京中医医院经验方》。

◎组成：金银花、连翘、蒲公英、干生地黄、白茅根、生玳瑁、牡丹皮、赤芍、川连、绿豆衣、茜草根、生栀子。

◎功用：清营解毒，凉血护心。

◎适应证：急性皮炎、药疹等，证见气营两燔、毒热偏盛者以及皮肤化脓性感染所致的毒血症早期。

4. 解毒凉血汤

◎来源：《北京中医医院经验方》。

◎组成：犀角（用水牛角代）、生地黄炭、金银花炭、莲子心、白茅根、花粉、紫花地丁、生栀仁、蚤休、生甘草、川黄连、生石膏。

◎功用：清营、凉血、解毒。

◎适应证：剥脱性皮炎、药疹、重症多形红斑等，证见气血两燔、毒热炽盛者或合并有感染所致毒血症。

5. 凉血五花汤

◎来源：《北京中医医院经验方》。

◎组成：红花、鸡冠花、凌霄花、玫瑰花、野菊花。

◎功用：凉血活血、清热解毒。

◎适应证：盘状红斑性狼疮初期、日光性皮炎、玫瑰糠疹、酒渣鼻、多形红斑等一切红斑性皮肤病。病变位于身体上部者为宜。

6. 凉血五根汤

◎来源：《北京中医医院经验方》。

◎组成：白茅根、瓜蒌根、茜草根、紫草根、板蓝根。

◎功用：凉血活血，解毒化斑。

◎适应证：多形红斑、结节性红斑、过敏性紫癜、下肢急性丹毒初起等。病变位于身体下部者为宜。

7. 凉血活血汤（白疕一号）

◎来源：《北京中医医院经验方》。

◎组成：生槐花、紫草根、赤芍、白茅根、生地黄、丹参、鸡血藤。

◎功能：清热凉血活血。

◎适应证：银屑病（血热型）、急性过敏性紫癜、过敏性皮炎、多形红斑等。

8. 黄连解毒汤

◎来源：《外台秘要》。

◎组成：黄连、黄芩、黄檗、栀子。

◎功用：清热解毒泻火。

◎适应证：疖、痈、湿疹继发感染等疾患。

9. 枇杷叶膏

◎来源：《医学大辞典》。
◎组成：鲜枇杷叶。
◎功用：清解肺热，化痰止咳。
◎适应证：酒渣鼻、痤疮、脂溢性皮炎等。

10. 枇杷清肺饮

◎来源：《医宗金鉴·外科心法》。
◎组成：枇杷叶、桑白皮、黄连、黄檗、生甘草、人参（现多不用）。
◎功用：清肺经热。
◎适应证：痤疮、酒渣鼻、脂溢性皮炎等。

11. 五味消毒饮

◎来源：《医宗金鉴》。
◎组成：野菊花、金银花、蒲公英、大青叶、紫花地丁、紫背天葵子。
◎功用：清热解毒。
◎适应证：酒渣鼻、痤疮、疖痈等感染性皮肤病。

12. 龙胆泻肝汤（丸）

◎来源：《古今医方集成》。
◎组成：龙胆草、黄芩、栀子、泽泻、木通、车前子、当归、柴胡、甘草、生地黄。
◎功用：清利肝胆湿热。
◎适应证：带状疱疹、急性湿疹、亚急性湿疹、药疹、传染性湿疹样皮炎、接触性皮炎、脂溢性皮炎等，证属肝胆实热或肝胆湿热者。

13. 泻肝安神丸

◎来源：《北京中医医院经验方》。
◎组成：生石决明、珍珠母、生地黄、生龙骨、生牡蛎、炒枣仁、龙胆草、栀子、黄芩、刺蒺藜、当归、麦冬、朱茯神、泽泻、柏子仁、远志、车前子、甘草。
◎功用：平肝泻火，养心安神。
◎适应证：一些瘙痒性皮肤病，因肝热心神不定而头晕、耳鸣、心烦、失眠者。

（四）活血破瘀软坚内消法

1. 活血散瘀汤（白疕三号）

◎来源：《北京中医医院经验方》。
◎组成：苏木、赤芍、白芍、红花、桃仁、鬼箭羽、三棱、莪术、木香、陈皮。
◎功用：活血散瘀止痛。
◎适应证：因气滞血瘀而引起的血管炎、浅层静脉炎、雷诺病、硬皮病等。也可用于结节性疾病。

2. 银乐丸

◎来源：《北京中医医院经验方》。
◎组成：当归、丹参、鸡血藤、首乌藤、牡丹皮、大青叶、赤芍、白芍、三棱、莪术、白花蛇舌草、土茯苓、蜂房、白鲜皮、苦参。
◎功用：解毒润肤，活血化瘀。
◎适应证：银屑病以及其他角化肥厚性皮肤病。

3. 活血消炎丸

◎来源：《北京市药材公司》。
◎组成：乳香、没药、菖蒲膏、黄米、牛黄。
◎功用：解毒散痈，消坚化结。
◎适应证：急性淋巴管炎、蜂窝织炎、丹毒等体表感染以及深部脓肿等。临床上配合汤剂服用，效果更好。

4. 大黄䗪虫丸

◎来源：《金匮要略》。
◎组成：䗪虫、干漆、生地黄、甘草、水蛭、赤芍、杏仁、黄芩、桃仁、虻虫、蛴螬虫、大黄。
◎功用：破血化瘀，通络散结。
◎适应证：结节性红斑、瘢痕疙瘩、血栓闭塞性脉管炎、盘状红斑狼疮，以及酒渣鼻后期、结节性痒疹等慢性炎症性皮肤病等。

5. 醒消丸

◎来源：《外科正宗》。
◎组成：乳香、没药、明雄黄、麝香。
◎功用：解毒消肿，活血止痛。
◎适应证：淋巴结核、硬红斑、结节性红斑以及慢性炎症性肿块等。

6. 软皮丸

◎来源：《北京中医医院经验方》。

◎组成：川芎、炮姜、桂枝、丹参、桃仁、木香、当归。

◎功用：通阳理气，活血化瘀。

◎适应证：硬皮病、雷诺病等。

7. 夏枯草膏

◎来源：《六科准绳》。

◎组成：夏枯草。

◎功用：解郁化结，消肿止痛。

◎适应证：皮肤结节肿物如淋巴结核、结节性红斑等。

（五）温经散寒养血通络法

1. 阳和汤（丸）

◎来源：《外科全生集》。

◎组成：熟地黄、鹿角胶、白芥子、肉桂、炮姜、麻黄、甘草。

◎功用：温阳补血，散寒通滞。

◎适应证：血栓闭塞性脉管炎、雷诺病、肢端硬化症、系统性红斑性狼疮、硬皮病等，证属阴寒痰湿凝结者。

2. 当归四逆汤

◎来源：《伤寒论》。

◎组成：当归、桂枝、白芍、细辛、炙甘草、木通、大枣。

◎功用：温经散寒，养血涌脉。

◎适应证：雷诺病、脉管炎、冻疮、肢端硬化症以及系统性红斑狼疮、硬皮病等。

（六）健脾除湿利水法

1. 清热除湿汤（湿疹一号）

◎来源：《北京中医医院经验方》。

◎组成：龙胆草、白茅根、生地黄、大青叶、车前草、生石膏、黄芩、六一散。

◎功用：清热除湿凉血。

◎适应证：湿热所致的急性皮肤病，如急性湿疹、过敏性皮炎、药疹、带状疱疹、疱疹样皮炎、丹毒、玫瑰糠疹等。

2. 除湿止痒汤（湿疹二号）

◎来源：《北京中医医院经验方》。

◎组成：白鲜皮、地肤子、炒薏苡仁、干生地黄、茯苓皮、苦参、白术、陈皮、焦槟榔。

◎功用：健脾除湿止痒。

◎适应证：亚急性或慢性湿疹、皮肤瘙痒症、色素性紫癜性苔藓样皮炎等。

3. 健脾润肤汤（湿疹三号）

◎来源：《北京中医医院经验方》。

◎组成：党参、茯苓、苍白术、当归、生地黄、丹参、鸡血藤、赤白芍、陈皮。

◎功用：健脾燥湿，养血润肤。

◎适应证：慢性湿疹以及一切慢性肥厚角化性皮肤病，如银屑病、神经性皮炎、扁平苔藓等。

4. 清脾除湿饮

◎来源：《医宗金鉴·外科心法》。

◎组成：茯苓、白术、苍术、黄芩、生地黄、麦冬、栀子、泽泻、生甘草、连翘、茵陈、元明粉、灯芯草、竹叶、枳壳。

◎功用：清脾利湿，清热解毒。

◎适应证：天疱疮、亚急性湿疹、脂溢性皮炎、接触性皮炎、脓疱疮等。

5. 五皮饮

◎来源：《中藏经》。

◎组成：生姜皮、桑白皮、陈皮、大腹皮、茯苓皮。

◎功用：清脾利湿。

◎适应证：慢性荨麻疹、慢性湿疹、皮肤瘙痒症等。

6. 五苓散

◎来源：《伤寒论》。

◎组成：桂枝、茯苓、泽泻、猪苓、白术。

◎功用：利水渗湿。

◎适应证：慢性荨麻疹、慢性湿疹、皮肤瘙痒症等。

7. 多皮饮

◎来源：《北京中医医院经验方》。

◎组成：地骨皮、五加皮、桑白皮、干姜皮、大腹皮、白鲜皮、牡丹皮、茯苓皮、鲜冬瓜皮、扁豆皮、川槿皮。

◎功用：健脾除湿，疏风和血。

◎适应证：慢性荨麻疹、慢性湿疹、皮肤瘙痒症等。

8. 二妙丸

◎来源：《丹溪心法》。

◎组成：苍术、黄檗。

◎功用：清热燥湿。

◎适应证：慢性湿疹、脂溢性皮炎、脓疱疮、下肢溃疡、手足汗疱疹等。

9. 除湿丸

◎来源：《北京中医医院经验方》。

◎组成：威灵仙、猪苓、栀子仁、黄芩、黄连、连翘、当归、泽泻、牡丹皮、紫草、茜草根、茯苓皮、白鲜皮、干生地黄。

◎功用：清热凉血，除湿利水，祛风止痒。

◎适应证：湿疹、脂溢性皮炎、神经性皮炎、单纯糠疹、多形红斑、银屑病、下肢溃疡、慢性丹毒等。

10. 参苓白术丸

◎来源：《和剂局方》。

◎组成：白扁豆、人参、茯苓、白术、甘草、山药、莲子、桔梗、砂仁、生薏苡仁。

◎功用：补气健脾，渗湿和胃。

◎适应证：手足汗疱疹、慢性湿疹以及因脾肺气虚所引起皮肤病的辅助治疗。

11. 启脾丸

◎来源：《寿世保元》。

◎组成：人参、白术、茯苓、莲子肉、泽泻。

◎功用：和胃、健脾、止泻。

◎适应证：小儿丘疹性荨麻疹、慢性湿疹、异位性皮炎证属脾虚湿盛者。

12. 小儿香橘丹

◎来源：《景岳全书》。

◎组成：茯苓、苍术、白术、陈皮、香附、法半夏、白扁豆、炒薏苡仁、莲子肉、枳实、姜厚朴、焦山楂、焦麦芽、焦神曲、砂仁、泽泻、甘草、木香。

◎功用：调理脾胃，消食止泻。

◎适应证：小儿湿疹、荨麻疹、丘疹性荨麻疹、单纯疱疹等的辅助治疗。

（七）清热解毒杀虫法

1. 紫蓝方

◎来源：《北京中医医院经验方》。

◎组成：紫草、板蓝根、马齿苋、生薏苡仁、红花、赤芍、大青叶。

◎功用：解毒消疣。

◎适应证：扁平疣、寻常疣，或其他疣症等。

2. 清肺抑火丸

◎来源：《寿世保元》。

◎组成：黄芩、黄檗、前胡、栀子、桔梗、天花粉、知母、苦参、大黄、贝母。

◎功用：清热通便，清肺解毒。

◎适应证：因肺经实热引起的酒渣鼻、痤疮等。

3. 清瘟败毒饮

◎来源：《疫疹一得》。

◎组成：生石膏、生地黄、犀角（用水牛角代）、黄连、栀子、桔梗、黄芩、知母、赤芍、玄参、连翘、甘草、牡丹皮、鲜竹叶。

◎功用：清热解毒，凉血消斑。

◎适应证：风疹、水痘、麻疹等急性发热性疾病。

4. 栀子金花丸

◎来源：《医学大辞典》。

◎组成：栀子、黄芩、大黄、黄檗、天花粉、知母、黄连。

◎功用：泄热润燥，生津止渴。

◎适应证：因肺胃湿热上蒸而引起的酒渣鼻、痤疮、脂溢性皮炎及疖、毛囊炎等化脓性皮肤病。

5. 连翘败毒丸

◎来源：《六科准绳》。

◎组成：连翘、防风、白芷、黄连、苦参、薄荷、当归、荆芥穗、花粉、甘草、黄芩、赤芍、柴胡、羌活、麻黄、黄檗、紫花地丁、大黄、金银花。

◎功用：清热解毒，散风消肿。

◎适应证：皮肤感染性疾患，如毛囊炎、汗腺炎、疖、脓疱疮、丹毒，以及足癣继发感染等。

6. 归参丸

◎来源：《古今医鉴》。

◎组成：当归、苦参。

◎功用：清热凉血，散风祛湿。

◎适应证：痤疮、酒渣鼻、脂溢性皮炎、脂溢性脱发等。

7. 牛黄清心丸

◎来源：《和剂局方》。

◎组成：当归、川芎、甘草、黄芩、山药、杭白芍、麦冬、白术、六神曲、蒲黄、胶枣肉、生阿胶、茯苓、人参、防风、干姜、柴胡、肉桂、白及、桔梗、大豆黄卷、苦杏仁、牛黄、麝香、犀角粉（用水牛角粉代）、冰片、朱砂、雄黄、羚羊角粉。

◎功用：镇惊安神，化痰熄风。

◎适应证：感染性皮肤病，亦可用于荨麻疹、丘疹性荨麻疹、虫咬皮炎的辅助治疗。

8. 化毒丸

◎来源：《寿世保元》。

◎组成：桔梗、生地黄、赤芍、牛蒡子、玄参、连翘、甘草、青黛、芒硝、黄连、犀角粉（用水牛角粉代）。

◎功用：清热化毒。

◎适应证：小儿皮肤感染性疾患，如脓疱疮、小儿多发性粟粒性脓肿、婴儿湿疹、丘疹性荨麻疹伴有感染者。

9. 六神丸

◎来源：《雷氏方》。

◎组成：牛黄、麝香、腰黄、珍珠、蟾酥、冰片。

◎功用：清热解毒，消肿止痛。

◎适应证：疖、毛囊炎以及一切无名肿毒。

10. 西黄丸

◎来源：《外科全生集》。

◎组成：牛黄、炙乳香、炙没药、麝香。

◎功用：解毒止痛，清热软坚，活血散瘀。

◎适应证：淋巴结核、疖、痈以及湿疹样癌等皮肤恶性肿瘤。

11. 小败毒膏

◎来源：《寿世新编》。

◎组成：大黄、黄檗、赤芍、蒲公英、陈皮、木鳖子、金银花、乳香、甘草、当归、白芷、天花粉。

◎功用：散瘟清热，消肿止痛。

◎适应证：疖、痈、痤疮，酒渣鼻以及其他感染性皮肤病等。

（八）补益肝肾强筋壮骨法

1. 六味地黄丸

◎来源：《小儿药证直诀》。

◎组成：熟地黄、山药、山茱萸肉、茯苓、泽泻、牡丹皮。

◎功用：滋补肝肾。

◎适应证：色素性皮肤病如黄褐斑、黑变病，以及其他皮肤病见有肝肾阴虚之证者。

2. 知柏地黄丸

◎来源：《医宗金鉴》。

◎组成：六味地黄加知母、黄檗。

◎功用：滋阴泻火。

◎适应证：阴虚火旺引起的头晕耳鸣、口干咽痛等证，系统性红斑性狼疮、皮肌炎等出现肾脏损害者。

3. 二至丸

◎来源：《证治准绳》。

◎组成：女贞子、旱莲草。

◎功用：补肾养肝。

◎适应证：黄褐斑、斑秃、红斑狼疮等。

（九）调和阴阳补益气血扶正法

1. 托里透脓汤

◎来源：《医宗金鉴·外科心法》。

◎组成：党参（人参）、黄芪、生白术、穿山甲、皂刺、白芷、升麻、青皮、甘草。

◎功用：益气内托，透脓止痛。

◎适应证：痈疽以及一切肿毒，脓成未溃者。

2. 托里排脓汤

◎来源：《医宗金鉴·外科心法》。

◎组成：当归、白芍、党参（人参）、白术、茯苓、连翘、银花、贝母、黄芩、陈皮、肉桂、桔梗、金牛膝、白芷、甘草。

◎功用：益气排脓，解毒内托。

◎适应证：痈疽以及一切肿毒，脓成已溃，脓出不畅，余毒未尽者。

3. 八珍汤（丸）

◎来源：《正体类要》。

◎组成：当归、川芎、白芍、熟地黄、党参、白术、茯苓、炙甘草。

◎功用：补益气血。

◎适应证：皮肤病久病或重病后气血两虚的病证。如下肢溃疡久不收口，系统性红斑性狼疮、皮肌炎恢复期等。

4. 补中益气丸（汤）

◎来源：《脾胃论》。

◎组成：黄芪、人参、白术、炙甘草、当归、陈皮、升麻、柴胡。

◎功用：升阳益气，调补脾胃。

◎适应证：慢性皮肤病，表现有气虚、中气不足之象者，为皮肤病的后期治疗辅助用药。

5. 人参健脾丸

◎来源：《景岳全书》。

◎组成：人参、砂仁、枳壳、甘草、山药、木香、薏苡仁、山楂、白术、谷芽、白扁豆、芡实、莲子肉、陈皮、青皮、当归、六神曲。

◎功用：健脾、和胃、止呕。

◎适应证：皮肤病久病或重病后，出现脾胃虚弱之症者，如硬皮病，皮肌炎。也常用于角化性肥厚性皮肤病的治疗。

6. 秦艽丸

◎来源：《医宗金鉴·外科心法》。

◎组成：秦艽、苦参、大黄、黄芪、防风、漏芦、黄连、乌蛇肉。

◎功用：散风止痒，调和气血。

◎适应证：盘状红斑性狼疮、神经性皮炎、慢性湿疹、皮肤瘙痒症、寻常狼疮以及系统性红斑狼疮、硬皮病、皮肌炎恢复期的辅助治疗。

7. 白驳丸

◎来源：《北京中医医院经验方》。

◎组成：鸡血藤、首乌藤、当归、赤芍、红花、黑豆皮、防风、刺蒺藜、陈皮、补骨脂。

◎功用：养血活血，通经络，退白斑。

◎适应证：白癜风。

8. 神应养真丹

◎来源：《宣明论》。

◎组成：羌活、木瓜、天麻、白芍、当归、菟丝子、熟地黄、川芎。

◎功用：养血生发，祛风益阴。

◎适应证：一切脱发证，如斑秃、全秃、早秃、脂溢性脱发、症状性脱发等。

（十）和解舒肝理气法

1. 逍遥丸（散）

◎来源：《和剂局方》。

◎组成：柴胡、当归、白芍、白术、茯苓、甘草、生姜、薄荷。

◎功用：舒肝解郁，健脾和营。

◎适应证：色素性皮肤病如黄褐斑等，以及慢性炎性皮肤病，如结节性红斑、神经性皮炎。

2. 丹栀逍遥散

◎来源：《证治准绳》。

◎组成：柴胡、薄荷、当归、白芍、白术、云苓、甘草、生姜、牡丹皮、栀子。

◎功用：舒肝解郁，凉血清肝。

◎适应证：黄褐斑、带状疱疹以及其他慢性皮肤病证属肝郁化热者。

二、常用外用中药方剂

（一）水剂（洗方）

1. 马齿苋水剂

◎组成：马齿苋 30g，水 1 000mL。

◎制法：煮沸 20min，滤过冷却后备用。

◎功用：清热消肿，止痒收敛。

◎适应证：急性湿疹、皮炎等渗出性皮肤疾病。

◎用法：湿敷、外擦、浸浴、洗涤。

2. 脱脂水剂

◎组成：透骨草 30g，皂角（打碎）30g，水 2 000mL。

◎制法：以上二药加水煮沸 20min，滤过冷却备用。

◎功用：止痒脱屑，去油护发。

◎适应证：脂溢性脱发（油性）等。

◎用法：外洗。

3. 苍肤水剂

◎组成：苍耳子 15g，地肤子 15g，土槿皮 15g，蛇床子 15g，苦参 15g，百部 15g，枯矾 6g，水 3 000mL。

◎制法：以上群药共碾成粗末备用。

◎功用：燥湿润肤，杀虫止痒。

◎适应证：慢性湿疹、手足癣、掌跖角化以及其他肥厚性、角化性皮肤病等。

◎用法：取药一包，用布袋装好，加水 3 000mL，煮沸 20min 后待温浸泡，或湿敷患处。每次 20 ~ 30min，日敷 1 ~ 2 次。

（二）粉剂（散）

1. 止痒粉

◎组成：滑石 30g，寒水石 9g，冰片 2.4g。

◎功用：清凉、止痒、除湿。

◎适应证：痱子、湿疹、皮炎以及瘙痒性皮肤病等均可应用。

◎用法：外扑。

2. 松花粉

◎组成：即松树花粉。

◎制法：松树花呈红黄色，盛开时将花穗摘下，晾干后，在室内搓下花粉，摊开晾干，用细箩过筛，除去杂质即可。

◎功用：燥湿收敛，散风止痒。

◎适应证：间擦疹、尿布皮炎、痱子及红斑丘疹期的湿疹皮炎等皮肤病。

◎用法：直接外扑患处。

3. 雄黄解毒散

◎组成：雄黄 30g，寒水石 30g，生白矾 120g。

◎制法：共研细末备用。

◎功用：清热解毒，杀虫止痒。

◎适应证：慢性湿疹、多发性毛囊炎、脂溢性湿疹等。

◎用法：可直接外用，亦可配成洗剂或加入酒剂及其他软膏外用。

4. 如意金黄散

◎组成：天花粉 48g，黄檗 48g，大黄 48g，姜黄 48g，白芷 30g，厚朴 18g，橘皮 18g，甘草 18g，苍术 18g，生南星 18g。

◎制法：共研为极细面备用。

◎功用：清热解毒，消肿止痛。

◎适应证：疮疡初起，伴有红肿热痛等急性炎症性皮肤损害，均可应用。

◎用法：可直接外用，亦可用茶水或醋调后外用，亦可用鲜马齿苋或鲜白菜、鲜豆芽菜捣烂取汁调敷患处，亦可配 10% 的软膏外用。

5. 颠倒散

◎组成：大黄 120g，硫黄 120g。

◎功用：破瘀活血，脱脂除垢。

◎适应证：脂溢性皮炎、痤疮、酒渣鼻等。

◎用法：用凉开水调敷，或配成 30% 的洗剂外上搽，亦可用颠倒散加入百部酒外用。

6. 祛湿散

◎组成：大黄 30g，黄芩面 30g，寒水石面 30g，青黛 3g。

◎功用：清热解毒，收敛止痒。

◎适应证：有轻度渗出糜烂的急性或亚急性皮炎、湿疹类均可应用。

◎用法：直接撒布或用植物油调敷，亦可用作油膏基础剂。

（三）洗剂（混合振荡剂）

1. 冰片炉甘石洗剂

◎组成：冰片 1g，炉甘石洗剂 100mL。

◎功用：清凉止痒收敛。

◎适应证：亚急性泛发性皮肤病，如湿疹、皮炎、玫瑰糠疹等。

◎用法：摇匀后涂布。

2. 颠倒散洗剂

◎组成：颠倒散 10g，甘油 5mL，滑石面 10g，加水到 100mL（或水、百部酒各等量加到 100mL）。

◎功用：除湿脱脂，杀虫止痒。

◎适应证：脂溢性皮炎、酒渣鼻、痤疮等。

◎用法：摇匀后涂布。

（四）酊剂

1. 百部酒

◎组成：百部 20g，75% 乙醇 100mL。

◎制法：将百部碾成粗末，浸入乙醇内，泡 7 昼夜，滤过去渣备用。

◎功用：解毒杀虫，活血止痒。

◎适应证：神经性皮炎、皮肤瘙痒症（夏季型）、荨麻疹等。

◎用法：直接涂擦，亦可做基药掺药粉外用。

2. 补骨脂酊

◎组成：补骨脂 20g，75% 乙醇 100mL。

◎制法：将补骨脂碾成粗末，浸入乙醇内 7 昼夜，滤过去渣备用。

◎功用：温通气血，调和营卫。

◎适应证：白癜风、斑秃等。

◎用法：直接涂搽。

（五）油剂——甘草油

◎组成：甘草 10g，植物油 100mL。

◎制法：甘草浸入植物油内 1 昼夜，文火煎至焦枯，离火滤过，去渣备用。

◎功用：清除油垢，润泽皮肤。

◎适应证：对干燥脱屑性皮肤病可润泽皮肤，亦可做赋形剂调药外用。

◎用法：直接外用，亦可与粉剂调成糊状外用。

（六）软膏剂

1. 黄连软膏

◎组成：黄连面 10g，凡士林 90g。

◎功用：清热解毒，消肿止痛。

◎适应证：炎症性、化脓性皮肤疾患，如脓疱疮、湿疹皮炎、毛囊炎、疖、丹毒等，亦可做软膏基质。

◎用法：直接外用或摊在纱布上贴敷。

2. 芩柏软膏

◎组成：黄芩面 10g，黄檗面 10g，凡士林 80g。

◎功用：清热除湿，消肿止痛。

◎适应证：毛囊炎、疖、湿疹、皮炎等，亦可做软膏基质。

◎用法：直接外用，亦可摊在纱布上贴敷。

3. 复方化毒膏

◎组成：化毒散 20g，祛湿药膏（或凡士林）80g。

◎功用：清热解毒，消肿止痛。

◎适应证：脓疱病、毛囊炎、带状疱疹、单纯疱疹、痈、疖及其他感染性皮肤病。

◎用法：直接外用或摊在纱布上贴敷。

4. 黑布药膏

◎组成：老黑醋 2 500mL，五倍子 8 400g，金头蜈蚣 10 条研面、冰片 3g，蜂蜜 180g。

◎功用：活血软坚，解毒止痛。

◎适应证：瘢痕疙瘩、乳头状皮炎、疖、痈、毛囊炎以及其他增生性皮肤病等。

◎用法：厚敷患处（1～3mm 厚），上用黑布敷盖，换药前用茶水清洁皮肤，2～3d 换药 1 次，对化脓性皮肤病可每日换 1 次。

第六章 常用美容美发美体中药及治疗方法

第一节 美容美发美体的方剂

古往今来，美容方剂浩如烟海，这里选择了配制容易、用之有效的方剂，按内服、外用进行分类，归纳如下：

一、内服方剂

1. 琼玉膏

◎来源：《洪氏集验方》。

◎组成：人参 750g，生地黄 8 000g，白茯苓 1 500g，白蜜 5 000g。

◎功用：益气养阴，润肤增白。

◎用法：取鲜生地黄汁，无鲜生地黄时，将干生地黄熬取汁，入蜂蜜、人参、茯苓细末，和匀，放入罐内封存，每次服 6 ~ 9g，早晚各 1 次，米酒或温开水调服。

2. 却老养容丸

◎来源：《太平圣惠方》。

◎组成：黄精 6 000g（生者，取汁），生地黄 2 500g（取汁），蜂蜜 3 000 g。

◎功用：益气养阴，抗衰驻颜。

◎用法：上药相合，于铜器中搅匀，以慢火煎之，令稠，为丸如弹子大，每次以温酒研 1 丸服之。每日 3 次。

3. 神仙驻颜延年方

◎来源：《太平圣惠方》。

◎组成：熟地黄、干生地黄、菊花、天冬各 500g。

◎功用：润肤泽面，驻颜抗老。

◎用法：上药共研末为散，每次服 9g，空腹温酒送下。

4. 十四味建中汤

◎来源：《太平惠民和剂局方》。

◎组成：白术、白芍、当归、炙甘草、人参、麦冬、川芎、肉桂、炮附子、肉苁蓉、半夏、炙黄芪、茯苓、熟地黄，各等份，为粗末。每次服用 5g，加生姜 3 片，大枣 1 枚。

◎功用：补益气血，调和营卫。

◎用法：水煎，食前温服。

5. 容颜不老方

◎来源：《奇效良方》。

◎组成：生姜 500g，大枣 250g，白盐 60g，甘草 150g，丁香 15g，沉香 15g，茴香 120g。

◎功用：悦泽容颜，抗老除皱。

◎用法：上药共研粗末混匀，每日晨起取三至五钱煎服或冲服。

6. 延龄益寿丹

◎来源：《慈禧光绪医方选议》。

◎组成：茯神、当归、茯苓各 15g，党参、橘皮、香附、枣仁、白芍、白术各 12g，远志、黄芪、广木香、广砂仁、桂圆、石菖蒲各 9g，炙甘草 6g。

◎功用：补虚化郁，除斑美容。

◎用法：上药研细末，炼蜜为丸，制绿豆大小丸，朱砂包裹。每次服 6g，白开水送服。

7. 莲子龙眼汤

◎来源：《经验方》。

◎组成：莲子 30g，芡实 30g，薏苡仁 50g，龙眼肉 15g，将上药加水 1 000mL，微火煮 1h 即成。

◎功用：健脾益气，补血养颜，润肤增白。

◎用法：用少许蜂蜜调味，1 次服完。

8. 驻颜酒

◎来源：《中医美容疗法》。

◎组成：柚子 5 个，地黄 40g，当归 40g，芍药 40g，白酒 4 000mL，蜂蜜 50g。

◎功用：养血驻颜。

◎用法：将柚子洗净，拭干，切成 2cm×3cm 块，同药装入罐内，加白酒，浸泡 90d，滤去渣滓，即可饮用，每次 20 ~ 40mL，每日 1 次，贫血者每日服 2 ~ 3 次。

9. 黄精酒

◎来源：《本草纲目》。

◎组成：黄精、苍术各 200g，枸杞根、柏叶各 250g，天冬 150g，煮汁 5 000mL。

◎功用：健脾益气，补血润肤白面，壮筋骨，益精髓。治疗容颜憔悴、白发。

◎用法：如常酿酒饮。

10. 七宝美髯丹

◎来源：《积善堂方》。

◎组成：何首乌 500g，白茯苓 500g，牛膝、当归、枸杞子、菟丝子各 240g，补骨脂 200g。

◎功用：乌须黑发。

◎用法：上药研末，炼蜜为丸，制 150 丸。每日 2 次，每次服 1 丸。

11. 杜仲丸

◎来源：《养老奉亲书》。

◎组成：杜仲 30g（炙令黄为度）；补骨脂 30g，炒令香熟，为末；核桃仁 30g，汤浸去皮，细研。

◎功用：悦颜色，乌须发，补下元，壮腰膝。

◎用法：上三味，研令匀，炼蜜为丸，如梧桐子大。温酒下 30 丸。

12. 减肥汤

◎来源：《经验方》。

◎组成：何首乌 20g，淫羊藿 30g，黄芪 30g，白术 15g，泽泻 20g，生山楂 30g，莱菔子 30g，花生壳 30g，防己 15g，水煎服。

◎功用：补脾益肾，行气利水。适用于各种肥胖症，坚持服用，可收到良好效果。

◎用法：每日 1 剂，分 3 碗，每于饭前 30min 服 1 碗，连服 2 个月以上。

二、外用方剂

1. 皇后洗面膏

◎来源：《御药院方》。

◎组成：川芎、细辛、附子、藁本、藿香、冬瓜仁、沉香各 30g，白檀香 60g，楮实 250g，白术 15g，丝瓜 4 条，甘草 60g，生栗子第二层皮 15g，零陵香 90g，白及 60g，白蔹 45g，土瓜根 30g，阿胶 60g，白茯苓 60g，冰片 6g，皂角末 30g，糯米粉 750g。

◎功用：悦泽面容。

◎用法：以上诸药，共研细末。用水调洗面。

2. 孙仙少女膏

◎来源：《鲁府禁方》。

◎组成：黄檗 30g，土瓜根 90g，大枣 7 枚。

◎功用：祛老防皱。

◎用法：以上诸药，共研为膏。早晨用温水调化洗面。

3. 永和公主洗面药

◎来源：《养颜与减肥自然疗法》。

◎组成：鸡骨香 90g，白芷 150g，川芎 150g，瓜蒌仁 150g，皂荚 300g，大豆 250g，赤小豆 250g。

◎功用：祛风活血，悦泽面容。

◎用法：皂荚火炮去皮筋，诸药混合，研为细末，筛去豆壳备用。用粉洗脸，早晚各 1 次。

4. 白面方

◎来源：《太平圣惠方》。

◎组成：牡蛎 90g（烧为粉），土瓜根 30 根，白蜜适量。

◎功用：皮肤白皙。

◎用法：先将牡蛎、土瓜根研为末，然后用蜜调和。每晚用以涂面，早晨用温水洗去。

5. 千金玉容散

◎来源：《备急千金要方》。

◎组成：白附子、蜜陀僧，牡蛎、茯苓，川芎各 60g。以上药物，研为细末，用生乳和之。

◎功用：治面黑，面皱，兼可防治皮肤皲裂。

◎用法：每晚先用以涂面，并反复摩之，早晨用温水洗去。

6. 连子胡同方

◎来源：《景岳全书》。

◎组成：白芷、菊花各 9g，珍珠粉 15g，白果 20 粒，红枣 5 枚，猪胰 1 具。

◎功用：治雀斑。

◎用法：上药共研细末，然后用蜂蜜拌酒酿加热炖化后，与前药末和匀，蒸熟备用。每晚用以涂面，清晨洗去。

7. 七白膏

◎来源：《普济方》。

◎组成：香白芷、白蔹、白术、桃仁各 30g，辛夷、白及、冬瓜仁、白附子、细辛各 9g，鸡子白 1 枚。

◎功用：润肤增白，令人面光润不皱。

◎用法：以上药物除鸡子白外，研为细末，以鸡子白调成如指状或弹丸状，阴干。每晚于瓷器内用温水磨汁涂面。

8. 经验玉容散

◎来源：《经验良方》。

◎组成：白僵蚕、白附子、白芷、山柰各 9g，石膏、滑石各 15g，白丁香 3g，冰片 1g，硼砂 6g。

◎功用：治疗雀斑，润肤增白，润泽颜色。

◎用法：以上药物，共研细末。每用少许合掌搽面。

9. 护肤抗皱散

◎来源：《实用美容中药》。

◎组成：当归、丹参、黄芪、生地黄、麦冬、白芷、白附子各 50g，人参 15g，田七 25g。

◎功用：营养皮肤，增白祛皱。坚持使用可延缓皮肤衰老。

◎用法：上诸药研为细末，过 180 目筛，经干燥处理，以新鲜鸡蛋少许加水或蜂蜜加水做面膜，每周 1 次。

10. 面上皱裂方

◎来源：《养颜与减肥自然疗法》。

◎组成：桃仁 30g，猪脂以能浸过桃仁为度。

◎功用：活血润肤，防治面部皱裂。

◎用法：桃仁研为末，合猪脂熬数次，至桃仁色变黄即成。每夜卧前涂面。

11. 千金面脂方

◎来源：《备急千金要方》。

◎组成：冬瓜仁、白芷、商陆、川芎各 90g，当归、藁本、蘼芜、土瓜根（去皮）、桃仁各 30g，玉竹、细辛、防风各 45g，木兰皮、辛夷、甘松香、麝香、白僵蚕、白附子、栀子花、零陵香各 15g，猪胰（切碎）3 具，猪脂 3 000g。

◎功用：美化面容，悦泽人面，防止衰老。

◎用法：先将猪胰用水浸泡 6d，每天换水 1 次，其后用酒浸渍，待溶消后除其筋膜，然后用其汁浸其他药物一夜，再用微火煎煮，待白芷色黄，滤去药滓，膏即成，最后加入麝香搅匀，收入瓷器中贮存备用。每早用以涂面。

12. 滋润手面方

◎来源：《体仁汇编》。

◎组成：杏仁、天花粉各 3g，猪胰一具，红枣（去皮、核）2 枚。

◎功用：润泽手面，美化面容。

◎用法：将以上药物浸于适量酒中，每晚用以洗手面。

13. 太平手膏

◎来源：《太平圣惠方》。

◎组成：白芷 12g，川芎 90g，藁本 90g，玉竹 90g，冬瓜仁 90g，楝子仁 90g，桃仁 500g（汤浸去皮，研为膏），枣肉 20 枚，猪胰（细切）4 具，冬瓜瓤 20g，橘皮 30g，瓜蒌仁 90g。

◎功用：可使手润泽。

◎用法：以上诸药细锉，用水 4 000mL，煮取 1 500mL，然后滤去药渣；另用好酒 1 500mL，浸猪胰一具，绞取其汁，再加入桃仁，并前药汁混合，更煎成膏，用瓷器贮存备用。用以涂手。

14. 圣惠手膏

◎来源：《太平圣惠方》。

◎组成：瓜蒌瓤 60g，杏仁 30g。

◎功用：令手面皮肤光润，冬不皲裂。

◎用法：将杏仁浸去皮，与瓜蒌瓤同研如膏，以蜜调，令稀稠合适。每晚用以涂手面。

15. 犀皮汤

◎来源：《御药院方》。

◎组成：小麦麸汁 60g，半夏（汤浸 7 次，去滑，锉）30g，沉香末 15g，生姜 30g（带皮切）。

◎功用：治毛发干涩，使毛发润柔易长。

◎用法：以上药物，用水 2 碗，同煎二三汤，滤去滓，取清汁，加入冰片，麝香少许，搅匀。用以洗头。

16. 长发神验方

◎来源：《太平圣惠方》。

◎组成：蔓荆子 90g，青箱叶 90g，旱莲草 90g，附子 90g（去皮脐，生用），乱发灰 15g。

◎功用：长发，养发。

◎用法：以上药物，切碎，用酒 2 500mL，于瓷器中浸渍，密封 14d，即可用。先用水将头发洗净，每日用乌鸡脂调和涂发。

17. 白牙药升麻散

◎来源：《御药院方》。

◎组成：川芎 12g，升麻、藁本、石膏、白芷各 30g，皂角 30g（烧存性）取 6.6g，细辛 18g。

◎功用：能使牙齿白净，兼能防治牙齿肿痛。

◎用法：以上药物，捣为散，过 100 孔箩，用以揩牙。

18. 槐枝散

◎来源：《圣济总录》。

◎组成：槐枝、青盐、黑芝麻、生地黄各 30g，皂荚，皂荚 2 挺。

◎功用：治须发黄白，兼能固齿。

◎用法：以上药物，置于瓷瓶中，用瓦片盖口，纸泥固济，但要于盖上留一小孔，如钱眼大小，待泥干后，以文火烧之，候烧尽，冷后研末。每日用以揩牙，余药涂发。

第二节 中草药化妆品的配制

一、中草药洗面奶的配制

◎配方：质量分数 /%

a 组：鲸蜡醇（十六醇）1.5、十四酸异丙酯 3.2。

b 组：丙二醇 10.0、十六醇硫酸钠 0.3、中草药提取物适量、防腐剂适量、蒸馏水 81.5。

c 组：香精适量。

◎制法：将 a 组、b 组分别加热至 75℃，将 a 组加到 b 组中搅拌。温度降至 45℃时加入香精，充分混匀。

二、中草药面霜的配制

◎配方：质量分数 /%

a 组：硬脂酸 6.0、硬脂酸单甘油酯 4.0、液状石蜡 4.0、鲸脂 8.0、蜂蜡 1.0、硅油 5.0。

b 组：三乙酸胺 0.7、甘油 15.0、中药提取物适量、防腐剂适量、蒸馏水 56.0。

c 组：香精适量。

◎制法：将 a 组、b 组分别加热至 75℃，将 a 组加到 b 组中搅拌。温度降至 45℃时加入香精，充分混匀。

三、常用的自制中药面膜

1.祛斑面膜

◎成分：白茯苓、白蔹、白芷、白及、白薇、白附子、白术、白扁豆、白僵蚕各 30g，防风、羌活、三七粉各 20g，淀粉 50g。共研细末，过 120 目筛备用。

2.痤疮面膜

◎成分：野菊花、黄芩、黄檗、大黄、花粉、白芷、薄荷各 50g，共研细末，过 120 目筛，淀粉 50g。共研细末，过 120 目筛备用。

3.祛皱面膜

◎成分：白芷 50g，当归 25g，黄芪 50g，生地黄 50g，麦冬 50g，丹参 50g，田七 25g。共研细末，过 120 目筛备用。

取中药面膜 20g，加入医用石膏 200g 混匀，加水调糊外用。

第三节 经络及针灸美容

一、经络的概念

经络是经脉和络脉的总称，是气血运行的通路。经脉联络脏腑，沟通内外，贯通人体的上下，是经络系统的主干，呈干状分布；络脉是经脉别出的分支，纵横交错，遍布全身，呈网状分布。

二、经络与美容

经络内属脏腑，外络支节。使人体各部的功能活动保持协调和相对平衡。皮肤组织实际是经络系统的终极部分，属经络系统中的"皮部"范畴。

中医学认为，脏腑在体内，其功能是产生气血。皮肤在体表，受到气血的濡养。而经络系统是气血运行的通道，它将内脏与皮肤连接起来，把内脏产生的气血输送到皮肤组织。这体现出脏腑经络气血的整体观。所以对经络和经络上的穴位做适当的按摩或针灸刺激，可起到调整脏腑功能、加强局部气血运行，达到美容驻颜的作用，使皮肤健康而充满活力。

三、针灸与美容

针灸美容的理论基础是经络学说，通过刺激经络，促进气血运行，可以改善面部和躯体的血液循环，促进新陈代谢，既可以改善干燥、衰老、松弛皮肤的营养，也可以促进皮下过多脂肪的代谢，还可以祛除过多的皮肤色素沉积。起到抗衰老、美颜、美体、保健的效果。这种良性调节作用是任何滋补药物所不具备的。

（一）除皱

随着年龄的增长、生活的艰辛或精神上的严重创伤，皆能在面部出现衰老性皱纹，影响面容，应予治疗。针灸除皱是通过针灸改善人体功能，促进气血循环，以推迟皮肤老化，增强肌肉弹力，防止皮肤松弛，消除鱼尾纹和额头上的皱纹，达到健康、美容、祛皱的目的。

1. 毫针法

◎取穴：面部阿是穴（皱纹处）、合谷、曲池、足三里、三阴交、肺俞、脾俞、肾俞。随症加减：前额抬头纹取上星、阳白、鱼腰、印堂；眼角鱼尾纹取太阳、头维、瞳子髎；口角放射纹取地仓、颊车、迎香、承浆。

◎操作：一般面部穴位进针 1 ~ 3 分，浅刺轻刺激，留针 30min。每日 1 次。见效后改为隔日 1 次，坚持数月。肢体及躯干的穴位常规针刺。

2. 耳针及耳压法

◎取穴：神门、肺、内分泌、卵巢（或睾丸）。

◎操作：针刺或采用王不留行籽贴压，前者留针 30min，两日 1 次；10 ~ 15 次为 1 个疗程。后者嘱患者每天按压约 1min，5d 换 1 次，15 次为 1 个疗程。

3. 灸法

◎取穴：神阙。

◎操作：用间接灸，取 0.2 ~ 0.4cm 厚的生姜 1 片，其中心用针穿刺数孔，上置黄豆大艾炷，放在神阙穴上施灸，若患者感到灼热难忍时，可将姜片上下左右移动，反复操作，直到局部皮肤潮红为度，两日 1 次，15 次为 1 个疗程。

（二）祛斑

黄褐斑，俗称"肝斑"，是常发生在颜面部的一种色素沉着性皮肤病。

1. 毫针法

◎取穴：面部阿是穴（褐斑区）、关元、气海、曲池、尺泽、足三里、三阴交、蠡沟、太冲、血海、地机。随症选穴：气血不足加膈俞、关元俞；肺热证者加合谷、尺泽；肝肾不足证加肝俞、肾俞。

◎操作：局部皮损用围刺法，浅刺轻刺激。余穴针刺后视虚实证分别施补法或泻法，留针 30min，每周治疗 2 次。

2. 耳针及耳压法

◎取穴：面颊、褐斑点（颈椎与枕之中点）、肾上腺、内分泌、肺、肝。若失眠、食少加神门、失眠点、脾、皮质下；月经不调加子宫、卵巢、盆腔、屏尖；肝肾亏虚加肝、肾。

◎操作：每次选 3 ~ 4 穴，选 0.5 寸毫针平刺，隔日治疗 1 次，10 次为 1 个疗程。或用王不留行籽贴压穴位，每日按压 3 ~ 4 次，每次 10min，5d 更换 1 次，10 次为 1 个疗程。

（三）眼睑松弛及眼周黑圈

眼睑松弛及眼周黑圈主要是因为长期睡眠不足，或房劳过度，或久病等导致。

1. 毫针法

◎取穴：上星、鱼腰、阳白、四白、瞳子髎、睛明、脾俞、肝俞、肾俞、曲池、血海、足三里、三阴交。

◎操作：施补法，针刺得气后留针 30min，其间捻转 3 ~ 5 次，2d1 次，10 次为 1 个疗程。

2. 耳针及耳压法

◎取穴：肾、子宫、神门、肝、脾、内分泌、肾上腺。

◎操作：常规消毒后针刺，留针 30min，3 日 1 次。10 次为 1 个疗程。或用王不留行籽贴压穴位，每日按压 3 ~ 4 次，每次 10min，每 5 日更换 1 次，10 次为 1 个疗程。

3. 灸法

◎取穴：水分、脾俞、太白。

◎操作：点燃艾条一端，在上述穴位区域施雀啄术灸之，每穴每次灸 5min，每日 1 次，10 次为 1 个疗程。

（四）祛疮平痤

痤疮是青春期常见的皮肤病，其特点是颜面及胸背散在发生针尖或米粒大小的丘疹，或见黑头、粉刺；重者出现脓疱、结节、囊肿等损害，直接影响容貌和美观。

1. 毫针法

◎取穴：太阳、攒竹、印堂、颧髎、迎香、颊车；随症配穴：肺经风热，取大椎、肺俞；脾胃湿热，取足三里、阴陵泉、合谷；冲任失调，取三阴交、肾俞。

◎操作：毫针刺法，虚证用补法，实证用泻法。针刺得气后留针 30min，每天 1 次，7d 为 1 个疗程。

2. 耳针及耳压法

◎取穴：肺、肾。随症选穴：脓疱者加心；皮脂溢出加脾；便秘加大肠；痛经加肝、内分泌；皮损集中在某一区域，加刺其耳表面投影反应点。

◎操作：用 5 分毫针垂直刺入，以不穿透耳软骨为宜，留针 15 ~ 30min，每隔 5min 行针 1 次。隔日 1 次，10 次为 1 个疗程。也可用王不留行籽贴压，嘱患者每天按压 3 ~ 5 次，每次 5min，以微痛为度，5d 更换 1 次。

3. 刺血法

◎取穴：大椎、肺俞、膈俞、委中。

◎操作：每次选 2 穴，常规消毒后，三棱针点刺，放出或挤出瘀血数滴，干棉球揩擦后按压针孔片刻。5 日 1 次，7 次为 1 个疗程。本法治疗脓疱性、聚合性痤疮疗效为佳。但应注意：体虚或有出血倾向者禁用。

第四节 按摩美容

一、按摩的作用与效果

（1）对经络、穴位的按摩，能达到疏经通络，调整内在脏腑气血功能的作用，从而使皮肤的状态得到改善。

（2）促进血液循环和淋巴循环，加速细胞新陈代谢。为皮肤各层组织补充营养和水分，令皮肤组织充满弹性。

（3）促进皮脂腺、汗腺的分泌，使堆积在毛孔内的污垢和废物能够及时清除，减少阻塞和感染的机会。

（4）能增强局部组织的有氧代谢，加速二氧化碳、氮等废物的排泄，减少油脂在皮下堆积，达到减肥的目的。

（5）促进胶原的合成与重排，起到嫩肤、除皱的作用。

（6）对皮下神经能起到良性刺激，减轻神经紧张度，消除疲劳，令人精神焕发。

二、按摩的基本方法

1. 按抚法

按抚法一般用于按摩的开始及结束。

◎方法：用手指或手掌在皮肤组织上加压力。

◎作用：促进皮肤血液循环和皮脂腺的分泌功能。

2. 揉捏法

揉捏法多用于肩背部按摩，面部仅用揉法或捏法。

◎方法：揉捏法是用手指捏起皮肤的同时，揉局部组织。捏法是用拇指和示指或中指捏起皮肤。揉法是用手指做轻推、滚动、摩擦等动作。

◎作用：放松紧张的肌肉，强健肌肤，并有渗透作用。

3. 扣抚法

扣抚法多用于头部、肩部按摩。是按摩中最刺激的手法，面部较少用。用于面部时，动作要缓和。不能用于按摩的开始。扣抚法包括点法、拍法、切法。

（1）点法：用于面部，点时用指头在面部上下移动，动作要快，手指放松、力度均匀。

（2）拍法、切法：用于肩部、背部、手臂等处。用整个手掌拍打皮肤，或利用手腕和手掌边缘拍打。两手交替进行，动作要轻稳灵活快捷。

扣抚法的作用是放松肌肉，消除疲劳，使肌肉坚实，增加皮肤弹性。

4. 震颤法

震颤法多用于面部按摩。

◎方法：利用前臂、手部肌肉收缩而形成震动感，由指尖传到按摩部位。

◎作用：深入皮肤，消除疲劳，增加皮肤弹性。

5. 捏按法

捏按法多用于面颊部，额部按摩，禁止在眼部操作。

◎方法：利用拇指和中指或其他手指快速捏提肌肉，并对局部组织加适当的压力，不可挤掐。

◎作用：促进皮脂顺利排出，增加皮肤的吸收功能。

三、按摩的要求

（1）术者按摩前须洗净双手，剪去指甲、不戴戒指、手表等饰物。

（2）选经取穴须准确。中医美容按摩是以刺激经络穴位来达到美容的目的。因此，选穴准确性直接影响到效果。

（3）美容按摩动作要熟练、手法须柔和，节奏要平稳。先慢后快，先轻后重，有渗透性。按摩的手法多种，但总的原则是：按摩方向与肌肉走行方向一致；与皮肤皱纹方向垂直。

（4）按摩时间不可过长，以 10 ~ 15min 为宜，整个按摩过程要连贯。

（5）按摩环境应保持安静，注意保暖，保持空气流通。

四、按摩的注意事项

（1）按摩前一定要先清洁面部皮肤，最好在蒸汽喷雾后，毛孔处于张开状态时进行按摩。

（2）根据皮肤的不同状态、位置，注意调节按摩力度。特别注意眼周围按摩力度要轻。

（3）按摩过程中要使用足够的按摩膏，以免拉松皮肤。

五、按摩的禁忌

（1）皮肤感染、炎症、皮肤外伤、传染性皮肤病；

（2）有尿血、呕血、便血等出血倾向者；

（3）妇女月经期、妊娠期；

（4）严重哮喘病发作期、活动性结核病、梅毒、癌肿、脑血管病昏迷期、长期服用糖皮质激素、极度疲劳、空腹；

（5）饭前或饭后半小时内不宜进行按摩。

六、中医美容按摩法

1. 美发按摩法

◎取穴：风池、百会穴，肾经、膀胱经。

◎操作：

（1）揉风池。将双手拇指的指腹置于风池穴上，点压 1min 后，做回旋揉动，每次 3min。

（2）揉百会。将拇指压于百会穴上，做轻柔和缓的揉动，然后用空拳轻轻叩击在百会穴，每次 5min。

（3）沿足少阴肾经的循行路线，从涌泉至俞府。用手掌做 5 次以上推擦，然后用中指点按然谷、太溪。

（4）沿足太阳膀胱经循行路线，自睛明至大杼，然后沿脊椎旁开 1.5 寸，向下直至白环俞，从会阳向承扶，顺下肢循经至委中达至阴，用手掌做 5 次以上推擦。然后用中指点按心俞、肝俞、肾俞、委中、申脉。

◎作用：治疗脱发、头发早白、毛发干枯和稀疏。

2. 颜面美容按摩法

◎取穴：足阳明胃经。

◎操作：

（1）自承泣经头维入缺盆，沿经下行气冲，过髀关向下终至厉兑，循胃经，用拇指或手掌做揉按推擦，反复5次。当行至天枢、气冲、足三里、丰隆、解溪、内庭时，应稍停加以揉按。

（2）以中指指端螺纹面依次揉按承泣、四白、巨髎、地仓、大迎、颊车、下关、头维、每穴各1min；用拇指指腹沿经自承泣至头维，推按3次。

◎作用：面部美容。

3. 祛皱按摩法

◎取穴：额部皱纹取头维、本神、神庭、阳白、鱼腰、足三里、三阴交穴。鱼尾纹取太阳、瞳子髎、攒竹、丝竹空、足三里、三阴交穴。鼻柱皱纹取印堂、素髎、攒竹、睛明、足三里、三阴交穴。鼻唇沟皱纹取地仓、迎香、颊车、合谷、曲池、足三里、三阴交穴。颈部皱纹取大迎、人迎、水突、天突、大椎、足三里、三阴交穴。眼袋取承泣、四白、睛明、瞳子髎、脾俞、足三里、三阴交穴。

◎操作：用拇指的指腹或指尖按压在一定穴位上，持续1min，之后揉动3min。先轻后重，舒适为度。

◎作用：面部祛皱美容。

（四）鼻部美容按摩法

◎取穴：鼻部及鼻周穴位，睛明、上迎香、迎香、素髎、人中穴。

◎操作：

（1）以双手中指或示指指腹分别揉按上迎香、迎香、素髎、人中穴各1min。

（2）双手中指指腹放于迎香穴，自迎香向上推擦至睛明，再向下推擦至迎香穴，轻轻揉按鼻翼，如此反复5次。

◎作用：促进鼻部皮肤的血液循环，健鼻利窍，润泽皮肤，美化外形。

（五）耳部美容按摩法

◎取穴：耳部及耳穴。

◎操作：

（1）术者将双手示指分别置于耳背，拇指分别置于耳内侧，揉捏耳郭20次。

（2）将双手掌面横置于两耳郭上，均匀用力向后推擦耳郭，回手时将耳背压倒再向前推擦，反复 10 次。

（3）将两手中指指面置于耳后降压沟处，作上下推擦，至耳后出现热感为止。

（4）以双手示指和拇指压捏耳垂，尤其在面颊处稍加用力，约 1min。

（5）用耳穴按摩棒针分别揉按面颊、内分泌、三焦、肺、肾等穴各 2min，频率 60/min。

◎作用：调理脏腑、气血；面部损容性皮肤改变如黄褐斑、痤疮等的辅助疗法；用于皮肤保健护理。

（六）颈部美容按摩法

◎取穴：任脉、胃经、大肠经、胆经、三焦经、小肠经、膀胱经、督脉在颈部的穴位。

◎操作：用双手拇指指腹自下向上分别揉按推擦循行于颈部任脉、大肠经、三焦经、小肠经、督脉，每经 5 次。自上向下分别揉按推擦颈部的胃经、胆经、膀胱经，每经 5 次。

◎作用：疏通局部气血，收紧颈部皮肤。

第五节 皮肤护理操作规程

一、皮肤护理的基本操作规程

（1）洁面：根据患者的皮肤类型，选择适合的洗面液（油性皮肤选芦荟洗面奶；中性、干性皮肤选维生素 E 洗面奶），对面部皮肤进行清洁，1 ～ 2min 后，毛巾擦干皮肤。

（2）蒸面：蒸汽蒸面具有软化角质层，扩张毛孔，促进皮脂排泄，改善皮肤的微循环，补充皮肤水分、杀菌等作用。蒸汽蒸面 10 ～ 15min。

（3）脱屑：选用去死皮膏或磨砂膏按摩 2 ～ 3min，去除面部皮肤表面过厚的角质细胞，使皮肤光滑细嫩。（眼周围皮肤不做脱屑护理）。脱屑护理每月做 1 次，干性及敏感性皮肤禁用。

（4）按摩：根据患者皮肤情况，选用适宜的按摩膏或药膏，运用恰当的手法对皮肤进行按摩 10 ～ 15min，以面部穴位按摩为主。（详见第四节按摩美容）

（5）面膜：根据皮肤情况，选用不同性质的面膜敷面，治疗以中药面膜为佳。一般来说，硬膜用于痤疮、色斑、油性皮肤较好，痤疮、油性皮肤又以冷膜为佳。

（6）喷收缩水或爽肤水。

（7）涂营养霜或治疗药膏。

二、痤疮皮肤的护理程序

（1）用祛痤洗面奶清洁皮肤。

（2）蒸汽仪蒸面。

（3）理疗：真空吸管吸啜，清洁皮肤，帮助皮脂排出；非化脓性痤疮可用痤疮针清除粉刺；高频电疗仪进行电疗，促进伤口愈合、杀菌、消炎。

（4）用樟脑按摩膏按摩正常皮肤。

（5）敷痤疮中药面膜。

（6）喷消炎类收缩水。

（7）排粉刺部位涂消炎药膏，其他部位涂痤疮治疗膏。

三、黄褐斑皮肤的护理程序

（1）选增白洗面奶清洁皮肤。

（2）蒸汽仪蒸面。

（3）脱屑。

（4）超声波美容仪导入祛斑精华素。

（5）用祛斑按摩膏按摩面部皮肤。

（6）敷中药祛斑、美白面膜。

（7）喷中、干性皮肤调整收缩水。

（8）涂祛斑润肤霜。

四、敏感性皮肤的护理程序

（1）选用刺激性小的、柔和类洗面奶清洁皮肤。

（2）蒸汽仪蒸面，喷头距皮肤要稍远，时间要稍短。过敏性皮肤宜用中药熏蒸或冷喷熏面。

（3）用防敏按摩膏按压面部穴位，避免大面积按摩皮肤。

（4）敷脱敏面膜。

（5）喷防敏收缩水或爽肤水。

（6）涂防敏性营养霜。

五、衰老皮肤的护理程序

（1）清洁皮肤。

（2）蒸汽仪蒸面。

（3）用去死皮膏脱屑。

（4）用胎盘按摩膏，对重点部位进行重点按摩。

（5）超声波美容仪导入祛皱、抗衰老精华素。

（6）敷营养、除皱面膜。

（7）喷柔肤爽肤水。

（8）涂营养面霜。

第七章 损容性皮肤病治疗的新技术新疗法

第一节 光及光化学美容

一、光疗美容

光疗美容仪主要包括以下几种。

1. 红外线灯治疗仪

红外线灯治疗仪的红外线由热光源产生，其对机体作用有改善局部血液循环、促进炎症吸收、消炎杀菌、镇痛等。适用于各种慢性病、外伤性软组织损伤、皮肤浅表性溃疡、肌肉痉挛等。使用时注意保护眼睛。禁用于神志不清、肢体动脉阻塞性及出血障碍性疾病患者。

2. 仿 He-Ne 激光仪

仿 He-Ne 激光仪将仿 He-Ne 激光仪所发射出的单色红光（波长 630nm）照射到脱发部位和患病的皮肤上，由于穿透力较强，可以促使血管扩张，促进血液循环，并有助于炎症吸收。应用于脱发、脱眉、痤疮消炎等。

3. 频谱治疗仪

频谱治疗仪可改善病变局部微循环，促进组织的恢复和再生能力，达到消炎、消肿、止痛、减少渗出、促进创面愈合作用。应用于软化瘢痕、脱发、痤疮等。

4. 中长波紫外线

中波紫外线波长为 280 ~ 320nm，可穿透皮肤表皮；长波紫外线波长为 320 ~ 400nm，可达皮肤真皮上中层。对皮肤主要作用杀菌消炎、脱敏止痒、调节免疫、促进创面愈合、色素增加及止痛等。适应证包括银屑病、白癜风、毛囊炎、疖肿、痈、丹毒、慢性溃疡、玫瑰糠疹、带状疱疹、冻疮、慢性湿疹、皮肤瘙痒症、脱发等。禁忌证包括酒渣鼻、日光性皮炎、红斑狼疮、皮肌炎、恶性黑色素瘤、着色性干皮病、卟啉病、活动性肺结核、心肝肾功能不全、甲状腺功能亢进等疾病患者。

5. 窄波 UVB

窄波 UVB 波长为 311nm，优于传统的宽谱 UVB 光治疗。主要应用于寻常型银屑病、掌跖脓疱病、白癜风、玫瑰糠疹。治疗寻常型银屑病、白癜风临床疗效较好，而且不需要口服光敏剂，治疗白癜风一般疗程较长，需要数月。有报道应用于蕈样肉芽肿药物联合窄波 UVB 照射的疗法，有学者认为可用于扁平苔藓、特应性皮炎、多形日光疹、脂溢性皮炎、副银屑病等，但疗效不甚肯定。如出现红斑、皮肤干燥、瘙痒等不良反应时，经冷水洗浴后应用润肤剂可有缓解。目前的研究中没有发现窄波 UVB 光治疗和皮肤癌之间的确切关系。禁忌证同中长波紫外线。

6. 红蓝光治疗仪

红蓝光治疗仪蓝光波长为 415nm，可以杀死痤疮杆菌；红光波长为 633nm，可以消除较为深在的炎症。红蓝光治疗是目前先进的痤疮治疗技术，具有疗程短，无创伤的优势。适用于中、重度炎症性或囊肿型痤疮患者，疗程 4 周，每周 2 次，每次治疗 20min。囊肿型痤疮可以采用蓝光和红光交替联合治疗。禁忌证同中长波紫外线。

二、光化学美容

光化学美容即光化学疗法。是指运用口服或外用光敏性药物后，采用长波紫外线（UVA，波长为 320 ~ 400μm）照射皮肤可引起光毒反应的原理来治疗损容性皮肤病的一种方法，补骨脂素是常用的光敏剂，所以该临床上又称为补骨脂素—长波紫外线疗法（PUVA）。

PUVA疗法适应证有银屑病、白癜风、斑秃、蕈样肉芽肿，尚有治疗顽固性光敏性皮炎、日光性荨麻疹及色素性荨麻疹的报道。

禁忌证同中长波紫外线。治疗中部分人可能出现皮肤干燥、瘙痒、灼热或刺痛感；因服光敏剂也可能出现头晕、恶心等症状；疗程过长有可能发生白内障、皮肤老化、萎缩或色素沉着斑，需密切注意病情变化并及时处理。

第二节 激光美容

激光（laser）作为独特的治疗手段已被广泛应用于皮肤科临床，激光美容机种类很多，如 CO_2 激光、He-Ne 激光、半导体激光、可调脉宽染料激光、Q 开关紫翠宝石激光、Q 开关脉冲红宝石激光、单频准分子激光等。

一、CO_2 激光美容机

CO_2 激光波长 10 600nm，属远红外线，功率大，主要对病变组织进行烧灼或切割治疗，达到美容效果。

二、He-Ne 激光美容器

He-Ne 激光波长为 632.8nm 的可见红光。一定剂量功率密度的激光直接照射到皮肤表面。可以穿透到一定深度，使局部血管扩张，血液流量增加，从而加快细胞的新陈代谢和组织修复的作用。主要治疗皮肤黏膜溃疡、斑秃，可延缓皮肤衰老；有报道用于黄褐斑、带状疱疹及后遗神经痛、皮肤瘙痒症、慢性荨麻疹等。

三、半导体激光治疗机

主要应用于人体体表照射治疗，探头距皮损表面 2 ~ 3cm，对带状疱疹及神经痛、湿疹、丹毒、疖痈等感染性皮肤病疗效满意。也广泛应用于神经内科、针灸科、理疗科、骨外科，治疗各种疼痛及功能障碍运动系统的急、慢性损伤，风湿病，偏头痛等疾患。

治疗时患者无灼热或刺激痛感。注意不宜照射头颅及骶尾部，毛发处需备皮后再照射。穴位照射按中医辨证及循经取穴的原则。

四、可调脉宽染料激光

闪光泵染料（flashlamp-pumpdye）脉冲激光主要治疗较为浅表的皮肤血管性疾病，包括毛细血管扩张、静脉湖、血管蛛，特别是对鲜红斑痣有良好效果。不良反应少，瘢痕的发生率少。可有暂时性色素沉着或减退。由于激光的穿透性较浅，不适宜治疗较为深在的皮肤血管性疾病。

五、Q 开关脉冲红宝石激光

红宝石激光波长 694nm，照射皮肤时仅为黑色素吸收。目前，应用于太田痣治疗有较好美容效果，一般在治疗数次后，色素消退明显，甚至完全消失，无瘢痕形成，有时发生暂时色素沉着。另外，对雀斑、雀斑样痣、日光性黑子以及祛除文身等均有疗效，但部分患者在治疗后复发。对黄褐斑和炎症后色素沉着的疗效欠佳。

六、Q 开关紫翠宝石激光

Q 开关紫翠宝石激光波长 755nm，与 Q 开关红宝石激光的疗效相似，用于治疗太田痣。由于波长较长，穿透力强，可用于较深部的色素性损害。另外也可用于祛除文身。

七、单频准分子激光仪

单频准分子激光用于皮肤科疾病的治疗始于 20 世纪 90 年代末，目前单色 XeCL308nm 准分子激光治疗仪是专为皮肤科设计的。此种新型的准分子激光产生的 UVB 被应用于银屑病的治疗，可清除银屑病皮损，且可单独应用而不需配合其他药物，据报道采用单次大剂量治疗效果更好。有研究者认为单色 XeCL 准分子激光可作为治疗稳定期白癜风的新方法。目前单频准分子激光仪应用于皮肤科仍处于尝试阶段，尚需积累更多的临床经验。

第三节 电解，高频电疗，超声波美容

一、电解

适用于毛细血管扩张症、局限性多毛症。注意治疗时有不同程度的电击感。禁用于急性湿疹、出血性疾病、心力衰竭、对直流电过敏患者。

二、高频电美容仪

（一）微波治疗机

微波疗法是高频电疗法的一部分。适用于治疗色素痣、雀斑、扁平疣、皮肤感染或手术后切口不愈合、溃疡、软组织损伤等。严禁照射眼部，在无防护措施时，禁止照射面部。

（二）电离子治疗机

电离子治疗机是高频电疗法的一种，系利用外热产生热量进行治疗的方法。适用于治疗皮肤各种痣、疣、老年疣、雀斑、血管瘤、腋臭、皮肤囊肿等。

三、超声波美容

（一）超声美容机

由于超声波的高频机械振动，起到按摩作用，使皮肤红润，增加弹性。应用范围为辅助外用药物的吸收，用于软化皮肤和痤疮等疾病的治疗。配合药物，可以有助于除皱、散结。

（二）超声雾化清洁机

该仪器在自动控制下，产生高于体温的振荡雾气，使毛孔张开。经过一定的时间，仪器又会自动送出冷雾气，使毛孔快速收缩。由于毛孔交替舒缩，污垢会从毛孔内被排出，因此可预防粉刺的发生。超声雾化治疗可以达到增加皮肤水分作用，保持面部的湿度从而达到美容效果。

第四节 放射线美容

X线治疗在皮肤科的应用范围已日趋缩小，但对有些皮肤病，仍不失为一种治疗的手段。临床主要用于治疗恶性皮肤肿瘤，包括基底细胞癌、鳞状细胞癌、Bowen病、红斑增生病、乳房外湿疹样癌、蕈样肉芽肿（MF）等，其缺点则是放射性皮炎、萎缩性瘢痕，以及复发性。目前已较少应用于治疗良性皮肤病。

第五节 化学剥脱术

化学剥脱术是用腐蚀性药物涂于皮肤表面，使皮肤浅层发生凝固性坏死并剥脱，达到去除某些浅表皮肤病变目的的一种疗法。化学剥脱剂多为酸性物质，根据其腐蚀程度的深浅，可分为浅度、中度和深度剥脱剂。果酸是目前医疗上使用较多的化学剥脱剂。化学剥脱术后的主要不良反应为皮肤局部发生红肿、灼痛等刺激症状及色素沉着，应该引起足够的重视。

浅度剥脱剂适于治疗浅表的角化性疾病、轻度的表皮色素异常、黑头粉刺和极细小的皱纹。中度剥脱剂适于治疗光线性角化病、色素异常症和细小皱纹。深度剥脱剂适于治疗继发于慢性光损伤的各种损害，浅表的且具有恶变倾向的角化性疾病、光线性着色斑病和深的皱纹。

禁用于有严重的心、肝、肾脏疾病患者；精神病患者；情绪不稳定者；局部有细菌、病毒感染者；瘢痕体质者。近期接受雌激素、孕激素治疗者不宜接受化学剥脱疗法。

第六节 生物制剂注射美容术

一、美容胶原

美容胶原是一种生物材料，经皮注射以填充凹陷性皮肤缺损，如皱纹和瘢痕，从而达到整形和美容目的。主要应用于充填位于额头、眉间、鼻唇周等处面部的中度的皱纹，对于过浅、过深的皱纹均不适宜。经常活动的部位，如眶周和眼外眦的鱼尾纹处在注射时要慎重。在施行手术之前，要详细询问既往史和过敏史，严格选择适应证的病人，医生使用时要严格按照无菌操作。

二、表皮生长因子

人表皮生长因子具有广泛的生物效应，在体内和体外都有促进各种表皮和上皮组织生长的作用，可以抗溃疡，促进角膜创伤的修复和皮肤创伤的愈合，还具有消炎和镇痛作用。

三、复合细胞生长因子

复合细胞生长因子又名"生物高能修复因子"，包括碱性成纤维细胞生长因子、血管内皮细胞生长因子表皮细胞生长因子、神经细胞生长因子。具有促进细胞再生、修复，增加细胞代谢活力，抗衰老等作用。

第八章　美容养生食疗

第一节　健全的营养素

人体需要的各种营养素有 40 多种，可概括为蛋白质、脂肪、糖类、维生素、矿物质（包括微量元素）、水和食物纤维。人体所需的各类营养素都有它们的特殊生理功能，任何一种营养素都不能缺乏，也不能过多，各营养素之间比例也要合适，才能保证人体正常的生理功能。

一、蛋白质

（一）主要功用

蛋白质是极为重要的营养素，构成各种细胞、组织、蛋白、酶、抗体、某些激素等的重要成分，可以修补组织，能提供一定的能量，促进生长发育，维持毛细血管的正常渗透压，维护人体正常生理功能。

（二）需要量

成人每日每千克体重对蛋白质的需要量约为 1g，占膳食总热量的 12%。

（三）主要来源

食物中的鸡蛋、牛奶、瘦肉、鱼、大豆等都是蛋白质的主要来源。

二、脂肪

（一）主要功用

脂类也是人体的重要组成成分，脂类在人体内分布极广，几乎所有的细胞均含有脂类，成年男子体内脂类含量占干体重的 10% ~ 20%，女子可达 40%，甚至还要多。脂肪可以供给热能、供给必需脂肪酸、帮助脂溶性维生素的吸收，还可增进膳食口味与饱足感。

（二）需要量

脂肪的需要量约占膳食总热量的 30%。

（三）主要来源

脂肪主要来源于食物中的各种动、植物油及花生、芝麻、核桃、大豆等。

三、糖类

1. 主要功用

糖类又称碳水化合物，是由碳、氢、氧组成的一大类化合物，而且氢与氧是以水的比例存在，所以称之为碳水化合物。按其结构可分为单糖（如葡萄糖、果糖）、双糖（如蔗糖、乳糖、麦芽糖）和多糖（如淀粉、糖原和不被吸收的纤维素、半纤维素、果胶等）。糖类能供给热能、帮助脂肪氧化及构成机体的蛋白质在体内合成。值得一提的是，纤维素属于糖类中的多糖，它不能被人体消化吸收，不能提供能量，但纤维素可以促进肠道蠕动，防止便秘和降低血清胆固醇的作用，有助于动脉粥样硬化的预防，也有助于结肠癌的预防。除此之外，体内糖类可与脂类形成糖脂，是组成神经组织和细胞膜的重要成分。

2. 需要量

糖类的需要量约占膳食总热量的 58%，健康人每日需纤维素 4 ~ 10g。

3. 主要来源

淀粉，谷类食物，米、面、杂粮、根茎类食物是机体糖类的主要来源，而膳食中含纤维素较多的则是粗加工的粮食（如麸面、米糠）和蔬菜、水果。

4. 维生素

维生素顾名思义，是维护身体健康，促进生长，调节生理功能所必需的一类营养素。维生素是一类低分子有机化合物，它们的化学结构很不相同，生理功能也有很大的差异，在人体内不能合成或合成量很少，所以必须由食物供给。人体一旦缺乏维生素就很容易出现各自特有的缺乏病，很多维生素的发现都是由对缺乏病的研究而得以发现的，目前已知的维生素有 20 多种。

维生素不是构成身体组织的原料，也不供给热量，需要量以微克或毫克计算，但是在机体物质代谢过程中起很大作用。已知许多维生素参与辅酶的组成、调节生理功能、积极影响氧化还原过程，没有这类物质的参加，机体就很难达到统一和平衡。

习惯上将维生素分为脂溶性和水溶性两大类。

（1）脂溶性维生素包括维生素 A、维生素 D、维生素 K 和维生素 E，这类维生素的吸收需要脂肪，当脂类吸收障碍时，脂溶性维生素的吸收大为减少，就会引起这些维生素的继发性缺乏。脂溶性维生素可以在体内储存，过量时可引起蓄积中毒或对机体产生不良影响。

（2）水溶性维生素的特点是溶于水，在体内不能储存，体内饱和后可经尿液排出，所以一般情况下不会产生中毒或有害影响。它包括 B 族维生素和维生素 C。属于 B 族维生素的有硫胺素（维生素 B_1）、核黄素（维生素 B_2）、吡哆醇（维生素 B_6）、钴胺素（维生素 B_{12}）、叶酸（维生素 B_9）、烟酸（维生素 B_3）、泛酸（维生素 B_5）、生物素。此外还包括胆碱、肌醇、对氨基苯甲酸、硫辛酸和生物类黄酮等一些"类维生素"物质。有少数 B 族维生素可由肠道细菌合成，但合成数量往往不能满足生理需要。

维生素种类甚多，在人们日常营养上需要注意的有维生素 A、D、E、B_1、B_2、B_6 和 C 等。它们不但对机体的代谢调节最为重要，而且在膳食中也常常因摄入不足而发生缺乏病。由于我们膳食中较大部分维生素是由蔬菜、水果供给，而蔬菜、水果的生产往往有季节性，所以维生素的缺乏也呈现季节性，在蔬菜生产淡季就更应该注意维生素的营养。

以下，列出一些重要维生素的主要功用、需要量和主要来源。参照表 8-1-1。

表8-1-1 维生素功用、需要量及来源

营养素	主要功用	需要量	主要来源
维生素 A	保护眼睛、防治夜盲症，保护上皮细胞组织的健康，增强对传染病的抵抗力，促进生长	成人 2200U/d	肝脏、鱼肝油、奶酪、禽蛋、胡萝卜、菠菜等
维生素 B_1	增进食欲，促进生长，是构成辅酶的主要成分，预防神经炎和维生素 B_1 缺乏病（脚气病）	成人 1.5mg/d	酵母、谷类、干果、动物肝脏、瘦肉、蛋类
维生素 B_2	是脱氢酶的主要辅酶，促进细胞组织的氧化，防止皮肤、口腔和眼发生病变，促进生长，维持健康	成人 1.6mg/d	动物肝脏、肾脏、奶、蛋黄、口蘑、紫菜等
维生素 B_6	为作用于氨基酸的重要辅酶，可促进氨基酸的代谢及合成	成人 2mg/d	葵花子、动物肝脏、黄豆、核桃等
维生素 B_{12}	促进血细胞的成熟，维持有髓鞘神经功能的完整性	成人 3μg/d	动物性食品为主要来源，动物肝脏、肾脏、心、肉、奶等
维生素 C	抗坏血病，参与体内氧化还原反应，增强对疾病的抵抗力及促进伤口愈合。促进细胞间质的形成，增强体内的解毒作用	成人 75mg/d	绿叶蔬菜及柑橘类水果，酸枣、柿子椒
维生素 D	促进钙、磷在小肠内的吸收，调节钙、磷的代谢，促进骨骼的钙化	儿童、婴儿及孕妇 400U/d	鱼肝油、动物肝脏及蛋黄
维生素 E	保护细胞结构，有防止肌肉萎缩和防止脑软化症的作用	成人 15U/d	杏仁及绿叶蔬菜
维生素 K	促进肝脏中凝血酶原的形成	婴儿 1mg/d	绿叶蔬菜
叶酸	促进血细胞的成熟	成人 0.4mg/d	动物肝脏、肾脏、水果、蔬菜

续表

营养素	主要功用	需要量	主要来源
烟酸	维持细胞内呼吸作用的必需成分，维持皮肤和神经的健康，防止癞皮病（烟酸缺乏症），促进消化系统的功能	成人 15mg/d	动物肝脏、瘦肉、酵母、花生、豆类、谷类等

五、无机盐

人体虽然是一个有机体，但是从化学的观点来看主要是由各种化学元素组成的。其中碳、氢、氧、氮是构成人体有机物质和水的主要成分，它们就占体重的95%。其他一些有益于身体的元素，在营养学上统称为无机盐（或矿物质），又以在体内含量的多少分为常量元素（如钙、磷、镁、钾、钠、氯等）和微量元素（如铁、锌、碘、铜、钴、硒等）。

无机盐的生理功能可以从两个方面来看，一是构成身体各个组织的重要组成成分，头发、指甲、皮肤及各种分泌物中都含有无机盐。无机盐更重要的生理功能还是以离子形式参与许多生理功能的调节，以维持正常的代谢功能。

以下，介绍一些重要无机盐的主要功用、需要量和主要来源（表8-1-2）。

表8-1-2 无机盐功用、需要量及来源

营养素	主要功用	需要量	主要来源
钾	为细胞质的要素，能调节神经肌肉的活动，维持心跳节律，维持体内渗透压及酸碱平衡	成人 2g/d	牛羊鸡肉，牛肝，杏、梨、山药、冬瓜等
钠	为细胞外液的主要阳离子，维持体内水、渗透压及酸碱平衡，控制肌肉的感应性	成人 5g/d，高血压及水肿患者 2g/d	食盐、酱油、咸菜等
氯	是胃酸的主要成分，维持体内酸碱平衡、水平衡及渗透压	约 0.5g/d	食盐、酱油、咸菜等
镁	构成骨骼与牙齿的成分，维持心脏、肌肉、神经的正常功能，维持酸碱平衡，激活体内多种酶	成人 300mg/d	五谷、硬果、干豆，绿叶蔬菜等
钙	是构成骨骼和牙齿的主要成分，帮助血液凝固，维持心脏的正常收缩，镇静神经，控制细胞的通透性，活化某些酶	成人 600mg/d	奶及奶制品、虾皮、海带、发菜、大豆等
磷	是构成骨骼和牙齿的主要成分，是细胞核蛋白及各种酶的主要成分，帮助糖和脂肪的吸收与代谢，调节酸碱平衡	成人 1 000mg/d	瘦肉，蛋、牛奶、动物肝肾等
铁	帮助氧的运输，是血红蛋白，肌红蛋白及细胞色素的主要成分，是某些酶的合成因子	婴儿 10mg/d，儿童 12mg/d，成人 12mg/d，孕妇 18mg/d	动物肝脏、肾脏、瘦肉、猪血、黑木耳、海带等
锌	是许多金属酶的功能成分或活化剂，参与核酸和蛋白质的代谢，是胰岛素的成分	成人 10 ~ 20mg/d	牡蛎、肝、粗粮、干豆、坚果等
碘	是合成甲状腺素的主要成分，调整细胞的氧化作用，调整体内热能代谢、蛋白质、脂肪的合成与分解作用	成人 100 ~ 150pg/d	海带、紫菜、海鱼、贝类

续表

营养素	主要功用	需要量	主要来源
铜	催化血红蛋白的合成，构成含铜蛋白质的成分，促进铁的吸收	成人 2mg/d	动物肝脏、动物瘦肉、牡蛎、硬果等
钴	是维生素 B_{12} 的成分，帮助血细胞的形成	成人 0.13μg/d	动物内脏
硒	是构成谷胱甘肽过氧化酶的成分，参与辅酶 Q 和辅酶 A 的合成	成人 30～50μg/d	海产品、动物肾脏、肉类、大米及其谷类含硒较多
锰	是许多酶系统的重要活化剂，促进正常成骨作用	成人 0.1mg/kg，儿童 0.2～0.3mg/kg	茶叶、坚果、干豆及动物肝肾

六、水

1. 主要功用

人体体重的 65% 左右是水分，水是构成人体不可缺少的物质，对人体来说，水的重要性仅次于氧气。水可以调节体温，帮助新陈代谢，充当各种物质吸收、运输、排泄的携带体，还能维持机体正常的渗透压。

2. 需要量

水的需要量每日每千克体重约 40mL。

第二节 益肤健肤食品

人体每天必须从进食各种各样的食物中获取所需的营养素。现在还没有一种天然食品能满足人体所需的全部营养素，只有进食各种各样的食品，从各种食物中摄取营养，我们的营养才能保持平衡、全面。我们的祖先早在 2000 多年以前就已总结出完善的进食要求："五谷为养，五畜为益，五菜为充，五果为助。"这种高度概括完全符合现代营养学的要求。下面把我们常见的益肤健肤食物分为几大类来加以说明。

一、油料作物类

1. 核桃仁

核桃仁味甘性温，入肾、肺、大肠经。除含蛋白质、脂肪、糖外，还含多种维生素（维生素 A、维生素 B_1、维生素 B_2、维生素 C、维生素 E）和钙、磷、铁、镁、锰等。具有补肾纳气、滋阴润燥、补血益髓等功效。《本草纲目》等书中记载，本品有通经络、润血脉、黑须发作用，常服可使骨肉细腻光润。

2. 杏仁

杏仁味苦性温，是古代养生家用于润肤美容的主要药物，《本草纲目》称其能"去头面诸风气皶疱"。因杏仁含有丰富的油脂和蛋白质，因此具有润泽肌肤、通利血络等较好的美容效果。

3. 芝麻

芝麻味甘性平，入肝、肾经，具有滋补肝肾、养血生津、益寿延年等功效。《本草纲目》、《神农本草经》、《本草经疏》均有记载。《五符经》说："胡麻为五谷之长，服之不老。"芝麻中的营养成分丰富，每100g芝麻中，含蛋白质21.9g、脂肪0.7g、钙564mg、磷268mg，此外，还含维生素A、D、E和芝麻素、芝麻酚、甾醇以及卵磷脂等。本品对肝肾精血不足引起的身体虚弱、眩晕无力、须发早白、腰膝酸软、肠燥便秘、皮肤枯燥等疾病，有很好的疗效。尤其是芝麻含油量高于一般食品，故能养血润肤，治疗皮肤干燥。

4. 柏子仁

柏子仁味甘性平，入心、肝、肾经。主要含侧柏油、龙脑酯、皂苷、挥发油。具有滋补阴液、润五脏、润肌肤、强身体之功效。常服可强身益寿。《本草纲目》记载，"安五脏，久服令人润泽美色……轻身延年"。柏子仁美容的关键在于"养血滋润"，血气充足，阴液丰富，则五脏自润，五脏得养，皮肤自然柔软光洁。

5. 冬瓜子仁

冬瓜子仁味甘，性平。有令人悦泽，好颜色，益气，不饥，久服轻身耐老之功效。《日华子本草》记载，有润肌肤作用。《食疗本草》记载，冬瓜子3～5L，取仁为丸，如梧桐子大，每日30丸，能令人白净如玉。

另外，花生、葵花子等食物不仅含丰富的蛋白质，且含丰富的维生素E、不饱和脂肪酸（如亚油酸）等。常食这几种食物有利于抗衰老和润肤美容。

二、蔬菜瓜果类

1. 山药

山药味甘性平，入肺、脾、肾经。含胆碱、皂苷、淀粉、糖蛋白、自由氨基酸、多酚氧化酶、维生素C等。为滋补食疗及美容佳品，具有健脾补肺、固肾益精等功效，久食白肤健身。

2. 洋葱

洋葱味甘、辛，性平。含有人体必需的多种维生素。所含维生素 C 和烟酸能促进表皮细胞对血液中氧的吸收，有利于细胞间质的形成，增强修复损伤细胞的能力，使皮肤保持洁白、丰润和光泽。

3. 胡萝卜

胡萝卜味甘、辛，性微温，入脾、胃、肺经。含多种维生素，以维生素 A 含量最高。维生素 A 是一般细胞代谢和亚细胞结构必不可少的重要成分，有促进生长发育，维护皮肤健康等作用。此外，还含有叶酸、磷、钠、氯、钾、铁、铜、锌、糖类、脂肪油、挥发油等物质。具有养肝明目、润泽皮肤等功效。

4. 辣椒（油、酱、粉）

辣椒不仅有食用价值，且有较广的药用价值。《本草纲目》记载，辣椒性温、味辣，能除风邪，温中祛寒痹，坚发齿、明目，久服轻身好颜色，耐老增年。药理研究和临床实践证明：辣椒富含蛋白质、钙、磷、铁、多种维生素和枸橼酸等。尤其维生素 C，每 100g 辣椒中就含 185mg，为西红柿的 10 余倍、为橘子的 5 倍，在所有蔬菜、瓜果中居首位。此外，本品还含有辣椒素、辣椒碱等，有健胃消食，促进局部血液循环、改善皮肤营养、润泽肌肤和延年益寿的作用。

5. 黄瓜

黄瓜性味甘、寒，主要含葡萄糖、鼠李糖、半乳糖、甘露醇、木糖、果糖、芦丁、异槲皮苷等苷类，还含咖啡酸、绿原酸、多种游离氨基酸、维生素 C 泛酸、挥发油等。据现代医学分析，鲜黄瓜中含有丙醇、乙酸等成分，有抑制糖类物质转化为脂肪的作用，具减肥作用。同时，黄瓜中含有细嫩的纤维素，能促进胃肠蠕动，加速人体对腐败食物的排泄，并能降低胆固醇，有利于益寿延年。黄瓜生、熟食用皆可，不少人还用黄瓜做美容剂，用瓜汁擦皮肤，能舒展皱纹，保护皮肤细嫩。

6. 苹果

苹果味酸、甘，性平。主要含苹果酸，枸橼酸、酒石酸、鞣酸、糖类、磷、钙。此外尚含蛋白质、脂肪及胡萝卜素、B 族维生素和维生素 C，果皮含三十蜡烷，根皮及叶含根皮苷。苹果属于碱性果品，而日常生活中食用的谷物、肉、蛋等为酸性食物，酸性食物可使体液和血液中乳酸等有害物质增高，当乳酸不能及时排出，就会侵蚀敏感的表皮细胞，使皮肤失去弹性。而苹果中的碱性矿物质能与乳酸等酸性物质中和，从而使皮肤滋润细腻。

7. 香蕉

香蕉味甘性寒。香蕉中维生素含量丰富，所含维生素 A 为苹果的 4 倍、菠萝的 3 倍，

含维生素 B_2，含量为苹果、柑橘的 2 倍，含烟酸（尼克酸）的量为苹果、柑橘的 7 倍，还含有大多数水果中没有的维生素 E，钾、镁、铁含量也很丰富，是其他水果难以相比的。因此香蕉是人们公认的抗癌、抗衰老、润肤美容的食品。

三、动物肉类与海味

1. 兔肉

兔肉味甘性寒，入脾、胃、大肠经，有"美容肉"的雅称。兔肉蛋白质含量高，脂肪及胆固醇含量低，因此兔肉能增强人的体质，又不至于使人体发胖，是强壮身体、润肤美颜的理想保健食品。

2. 蚯蚓

蚯蚓是一种新兴的高蛋白食品，蛋白质含量高达 60% ~ 70%。含有多种必需氨基酸，其中精氨酸含量相当于花生的 2 倍多，酪氨酸比牛排高 2 倍多。此外还有许多酶类、B 族维生素等。因本品不含脂肪和胆固醇，故又被誉为健肤美容食品。蚯蚓可以入馔，早在我国晋代郭义恭《广志》中就有"闽越山蛮啖蚯蚓为馔"的记载。蚯蚓肉除鲜用烹制各种美食外，还可精制成蚯蚓蛋白粉。现代药理学研究证明，蚯蚓体内腔液具有促进新陈代谢的作用，对加强皮肤的弹性和润泽有特殊功能。

3. 海参

海参味甘微咸，性温，入心、肾、脾、肺、肝经。干海参含粗蛋白 55.51%，水浸海参为 21.5%，蛋白质所含的必需氨基酸主要有精氨酸、胱氨酸、组氨酸、赖氨酸。除高蛋白含量外，还含有脂肪、糖类、钙、磷、铁、碘。本品具有补益强壮、补肾填精、滋阴润燥、延年益寿等功效。

四、蕈菌、豆制品和乳类

1. 银耳

银耳是传统的滋补佳品，也具美容健肤作用。据研究，银耳可增加皮肤表皮细胞的活力，对美容有很好的效果。银耳所含蛋白质中包含 17 种氨基酸和多量微量元素，可改善皮肤的营养状态，所含有机磷能恢复肌肉疲劳，所含的胶质对皮肤中的角质层有良好的滋养和延缓老化的作用。因此，常食银耳可使皮肤弹性增加，皮肤皱纹相对减少。

2. 豆腐

豆腐味甘，性凉，入胃、脾经。豆腐的原料黄豆中约含植物蛋白 40%、脂肪 20%，比牛乳、鸡蛋、瘦肉内所含的蛋白质、脂肪量都高。其蛋白质中含多种必需氨基酸，如色氨酸、苯丙氨酸、赖氨酸、苏氨酸、亮氨酸、异亮氨酸、缬氨酸等。其脂肪中主要是以油酸、亚油酸、亚麻酸为主的不饱和脂肪酸。此外，还含较多的磷脂、谷甾醇、豆甾醇、维生素A 和 E 等。豆腐具有滋补强壮、益寿延年、滋阴润燥、益气养血等功效。

3. 牛乳

牛乳味甘，性微寒。《本草纲目》记载，有养心肺，解热毒、润皮肤、泽肌悦面等作用。

第三节 增容添色药膳

药膳历来是中医美容、养生的重要手段之一。了解食疗、药膳保健方法，根据年龄、健康状况和个人饮食习惯，挑选具有强身益寿、润肤美发的食品和药膳，对润肤美容、防止或延缓皮肤衰老有重要意义。

一、美容健肤食疗药膳处方

1. 燕窝粥

◎原料：糯米 100g，燕窝 5 ~ 10g（干品）。
◎做法：先用温水将燕窝浸润，去杂毛质，然后用清水洗净，与糯米文火煲 2h 即可食。
◎功能：大养肺阴，益气补脾。此方自古以来是宫廷及达官贵人常服之补养驻颜佳品。糯米亦能和中益气，协助燕窝养颜驻容，常服能使肺得滋补而皮毛润滑，中气足，气血生化旺盛，青春容颜常驻。

2. 羊肉粥

◎原料：羊肉 1 000g，当归（斩碎，微炒）、白芍、熟地黄、黄芪各 25g，生姜 0.5g，粳米 300g。
◎做法：取 120g 羊肉切细，先以水 5 000mL 加中药煎取浓汁 300mL（滤除渣滓），再下米煮粥，将熟时放入余下的 880g 羊肉，再煮至肉熟米烂，并按个人习惯进行调味。
◎功能：补益气血。治虚损羸瘦，驻颜色。羊肉能温补气血（以公羊为佳），当归、白芍、干熟地黄皆为补血之品，黄芪补气，生姜、粳米补脾开胃。久服能润肤美颜，青春常驻。

3. 杞圆膏

◎原料：枸杞子（去蒂）50g，龙眼肉 50g，冰糖、蜂蜜适量。
◎做法：先将枸杞子、龙眼肉洗净，切碎放入砂锅内，加冷水（没过料两指），以文火慢熬，汤汁减少时再适量加开水，煮至枸杞、龙眼肉无味为度，滤取药汁。将汁倒入另一锅内，旺火煮沸，捞去表面泡沫，改用文火煮至浓稠，边煮边搅拌，以免焦化。待成稠膏后，即加入溶化的冰糖或蜂蜜混匀，微煮即成。

◎功能：滋阴养血，安神润肤。龙眼肉益心脾，大补气血，能益人智，从而达到强筋骨、泽肌肤、驻容颜之效。枸杞子为益寿延年之佳品，与龙眼肉同用，功效更著，又加上蜂蜜、冰糖润津之作用，从而达到安神养血、滋阴壮阳、益智、强筋骨、润肌肤、驻容颜之功效。

4. 黑芝麻散

◎原料：黑芝麻任意量。

◎做法：将黑芝麻用水拌匀（水勿太多），入锅蒸，待上大气，离火，曝晒干，再蒸再曝晒，反复9遍，捣碎去皮成末。

◎功能：补肝肾，养精血。能使血液充养于面部及全身皮肤，而达到润泽皮肤、容颜常驻之功效。

5. 容颜不老方

◎原料：生姜500g，大枣250g，白糖50g，甘草90g，茴香200g。

◎做法：将上述药物洗净晾干，大枣去核后，捣成粗末，和匀备用。

◎功能：温运脾土，营养肌肤。方中以辛温健脾的生姜与甘平益脾的大枣为主药，配以生发脾胃功能的大枣，芳香理气、温肾助阳的茴香（或丁香、沉香）和调和营卫的甘草。诸药相互配合，可使脾胃功能旺盛，运水谷精微灌注全身，营养肌肤，以致面色泽红润，体健而容貌不衰。

6. 清暑美容饮料

◎原料：珍珠母250g，西瓜皮1 000g，白木耳（银耳）30g，白糖500g。

◎做法：先取白木耳加水煮烂，取汁1 000mL备用。将珍珠母浸入1 000mL清水中煎1h，再加入洗净、切成条的西瓜皮，煮0.5h（可适量加水），滤出药汁1 000mL。再将白木耳汁与珍珠母、西瓜皮药汁和匀，一同倒入不锈钢锅中煮沸，加糖500g，溶化后使之冷却，装瓶贮冰箱备用。

◎功能：清暑美容。此种清暑美容饮料能清暑宁神，生津解渴，香甜适口，适于暑天劳累之后，眩晕、心悸，口渴、面容憔悴，以及面部色素沉着或面部雀斑等症。

7. 沙苑子茶

◎原料：沙苑子10g。

◎做法：将沙苑子洗净、捣碎，沸水冲泡代茶饮。

◎功能：补益肝肾，强身健体。沙苑子是一种有光泽的黄褐色颗粒，经沸水冲泡即吸水膨胀，水液碧绿、清亮，具有特殊清香，并常有类似咖啡的味道，民间早有代茶饮的习俗。常饮沙苑子茶有强身健体、润肤美颜之效。

8. 樱桃酒

◎原料：鲜樱桃 500g，米酒 1 000g。

◎做法：将樱桃洗净，浸于酒中，密封 1 ~ 2d 即成。

◎功能：健脾润肤。樱桃性味甘、温，入肝、胃、肾经。有益气、祛风湿作用。齐梁时期的名医陶弘景记述，本品"主调中，益脾气"。樱桃生食、水煎或酒浸均能补益脾气，滋润皮肤，美人颜色。

9. 枸杞子酒

◎原料：枸杞子 50g（干品捣碎），生地黄 30g，火麻仁 50g（捣烂）。

◎做法：先将火麻仁煮熟，摊开散热，入地黄、枸杞子，装入生绢袋中，以酒 500mL 浸之，密封，春夏季节 7d，秋冬季节 27d 即可饮用。

◎功能：滋补肝肾。枸杞子是益寿延年之品，具有补肝肾、益精血作用，血液充盈则面色荣润不衰。火麻仁补中益气，生地黄凉血补血，两者配用气血双补，驻颜明目效果明显。

10. 消斑食疗汤

◎原料：丝瓜络、白僵蚕、白茯苓、白菊花各 10g，珍珠母 20g，玫瑰花 3 朵，红枣 10 枚。

◎做法：将丝瓜络、白僵蚕、白茯苓、白菊花、珍珠母、红枣全部放入砂锅内，加水 500mL 煎煮成浓汁。反复煎煮 2 次，在撤火前 5min 加入玫瑰花即成。

◎功能：通经活络，清热和血。本方为我国南方民间治疗肝斑或汗斑等色素沉着的常用方剂，上述诸药的润肤美容作用中医学中早有记载。丝瓜络为本方剂中的主药，其性寒、味甘，具有通经活络、清热、和血脉等功能。现代医学分析，丝瓜络含有木聚糖、纤维素、甘露聚糖、半乳聚糖、木质素等成分，用丝瓜络配以白僵蚕、茯苓等更能增强悦颜消斑作用。

11. 香椿拌豆腐

◎原料：豆腐 500g，嫩香椿 50g，精盐、味精、麻油。

◎做法：将豆腐洗净，切成大块放锅中，加清水煮沸后捞出，沥干水凉凉，切成黄豆大的丁，装盘备用。再将香椿洗净，放沸水锅内焯一下，捞出切成细末，放入碗内，加适量精盐、味精、麻油，拌匀后撒在豆腐丁上，吃时用筷子拌匀。

◎功能：补气和中，生津润燥，清热解毒。方中豆腐性味甘凉，《食鉴本草》称其有"宽中益气、和脾胃、下大肠浊气、消胀满"的作用。《本草纲目》记载，本品能"清热散血"。方中香椿具有清热化湿的作用。两物相配，不仅色、香、味俱佳，且能增强其润肤、消斑、美容之功效。

12. 核桃仁豌豆泥

◎原料：鲜豌豆粒 750g，核桃仁、藕粉各 60g，白糖 240g。

◎做法：豌豆用开水煮烂，捞出捣成细泥（除去皮渣），藕粉放入冷水调成稀糊状；核桃仁用开水稍泡片刻，脱去皮，用温油炸透捞出，稍冷，剁成细末。将白糖、豌豆泥加入开水锅内搅匀，再将调好的藕粉缓缓倒入，勾成稀糊状，撒上核桃仁末即可。

◎功能：滋补强壮、补肾固精、健脑益智、润肠通便、通经脉、润肌肤。核桃仁配上味甚鲜美、营养丰富的豌豆泥，如经常服食，能使肌肤细腻光润，益寿延年。

13. 黄精煨肘

◎原料：猪肘 750g，黄精 9g，党参 9g，冰糖 120g，大枣 20 枚。

◎做法：将黄精、党参洗净，切片，装入纱布袋，扎口。大枣洗净备用；猪肘子刮洗干净，镊净残毛，入沸水锅内焯去血水，捞出洗净。葱切断，姜切片。冰糖 60g 在炒锅内炒成深黄色糖汁。再将以上药物和食物同置砂锅中，加入适量清水及调料，置旺火上烧沸，撇去浮沫。将冰糖汁、冰糖及大枣加入锅内，文火慢煨 2h，待肘子熟烂时，取出纱布袋。肘、汤、大枣同时装入碗内即成。

◎功能：补益气血、健身延年。方中党参、黄芪补中益气，养阴补肺，猪肘营养丰富，能补阴，所含胶质蛋白有增加皮肤弹性，延缓皮肤老化的作用，配以大枣益气健脾，冰糖增甜润燥。药食同用，更增强补益气血、益寿延年之功效。

14. 枸杞爆肝尖

◎原料：生猪肝 250g，枸杞子 50g，水发玉兰片 60g，豌豆 10g，蛋清 1 个。水淀粉 20g，盐、味精、料酒各适量，清汤 200g，葱蒜末、姜末各 6g，兑成白汁，植物油 300g。

◎做法：将枸杞子分为 2 份，一份 25g 按水煮提取法提取枸杞子浓缩汁 25mL，另一份 25g 用清水洗净，放小碗内，在屉内蒸 0.5h 备用；将猪肝洗净，用刀片成 4.5cm×2cm 的薄片。放开水中焯一下，用凉水淘净后取出，用净布振干。放碗内加入蛋清、水淀粉及盐少许，用手抓匀浆好。再将植物油加入锅内，油稍热时，将浆好的肝尖下锅，用勺摊开，至肝发亮时捞出，倒出余油。随将配料及蒸熟的枸杞子下锅，并将兑好的汁及枸杞浓缩汁加入，用勺搅几下，再将肝尖下锅，翻炒两下，盛在盘内即可食用。

◎功能：滋阴补血，益肝明目，补虚劳，强筋骨。方中枸杞子性味甘、平，归肝、肾经，猪肝性味甘、苦、温。两药相配对血虚所致的皮肤萎黄、衰老有润泽作用。

二、生发美发食疗药膳处方

1. 黄芪粥

◎原料：黄芪 20g，粳米 50g。

◎做法：以纱布袋装黄芪并置砂锅内，与粳米和适量水煮成粥。每日 1 剂，连服 15 ~ 20d。

◎功能：补气益肺，养血生发。可治疗肺气虚，毛发柔弱，少气懒言，畏寒，自汗，易感冒，倦怠乏力。

2. 黑豆雪梨汤

◎原料：黑豆 30g，雪梨 1 ~ 2 个。

◎做法：将梨切片，加适量水与黑豆一起放锅内旺火上煮开后，改微火炖至烂熟。吃梨喝汤。每日 2 次，连用 15 ~ 30d。

◎功能：滋补肺肾。对肺阴亏损有补益作用，且为乌发佳品。

3. 百合杏仁粥

◎原料：百合 50g，杏仁 10g，粳米 50g，白糖适量。

◎做法：将米先煮成粥后加入杏仁，百合同煮至烂熟。每日 1 次，连服 10 ~ 15d。

◎功能：润肺养气，肤健发美。

4. 菟丝子粥

◎原料：菟丝子 15g，茯苓 15g，石莲肉 10g，黑芝麻 15g，紫米 100g，食盐适量。

◎做法：将以上药物洗干净，与紫米加适量水，在旺火上煮开后，移至微火上煮成粥，加少许食盐食之每日 1 ~ 2 次，连服 10 ~ 15d。

◎功能：滋阴补肾，乌发美发。对肾阴虚之脱发白发，头昏健忘，腰膝酸软效果尤佳。

5. 猪肾核桃

◎原料：猪肾 1 对，杜仲 30g，沙苑蒺藜 15g，核桃肉 30g。

◎做法：将上三药和猪肾加适量水，在旺火上煮 30min 后，改文火炖至猪肾熟烂。食猪肾及核桃肉，饮汤。每日 1 剂，连服 7 ~ 10d。

◎功能：滋阴补肾。用猪肾取其以脏补脏之意，与沙苑蒺藜、杜仲相配伍，又收滋补肾阴之功。肾健则有益于乌发美发。

6. 首乌鸡蛋

◎原料：何首乌 20g，枸杞子 15g，大枣 6 枚，鸡蛋 2 枚。

◎做法：前三味药与鸡蛋同煮至熟，去药渣后食蛋饮汤。每日 1 剂，连服 10 ~ 15d。

◎功能：滋阴补肾。用治须发早白、阴虚体弱、未老先衰、头昏眼花等症，有滋肾阴，乌须发之效。

7. 玉竹油豆腐嵌肉

◎原料：玉竹 30g，猪肉 250g，油豆腐 500g，料酒、葱、姜、酱油、精盐、白糖、味精均适量。

◎做法：将猪肉剁成泥状，调味后加入水和生粉后，打搅成肉浆，油豆腐撕开口，嵌入肉泥再合之。玉竹加适量水煮沸 20min 后，倾出汁液，以此汁液再加油豆腐用微火焖煮 40min 后调味停火。可分 5 ~ 6 顿佐餐食用，连用 7 ~ 10d。

◎功能：补益肺气，润燥止咳。肺健而肤美发荣。

8. 黄芪白果蒸鸡

◎原料：母鸡 1 只（约 1 000g），黄芪 30g，白果 6g，精盐、葱段、姜片、料酒、味精、胡椒粉、清汤均适量。

◎做法：鸡宰杀后去毛及内脏，先入开水中余片刻后捞出，将黄芪、白果纳入鸡腹内，并加入葱段等调料，加盖盖严，上笼屉用旺火蒸至鸡烂熟（约需 2h）。出笼后，拣出黄芪及作料渣，撒入胡椒粉。分 5 ~ 6 顿佐餐食用，连用 10 ~ 15d。

◎功能：益气养血补虚，并有乌发美发作用。

9. 桂圆莲子粥

◎原料：桂圆肉 10g，莲子 15g，大枣 10 枚，粳米 50g。

◎做法：四物共煮成粥。每日 2 次，连服 15 ~ 30d。

◎功能：气血双补，乌发荣颜。可治疗气血虚弱，毛发枯黄、易脱落。

10. 花生米大枣炖猪蹄

◎原料：猪蹄 1 000g，花生米（带红衣）100g，大枣 40 枚，料酒、酱油、白糖、葱段、姜、味精、花椒、八角茴香、盐适量。

◎做法：先将猪蹄去毛洗净，用清水煮到四成熟后捞出，用酱油涂拭均匀，放入植物油内炸成金黄色，放入砂锅内，注入清水，放入其他原料及调料，在旺火上烧开后，改微火炖至烂熟。分 4 顿佐餐食用，连用 10 ~ 15d。

◎功能：补中益气，养血补血，养发生发。

以上简介了润肤美颜、养发生发的部分食疗、药膳保健处方，欲达到润肤美发的最佳效果，还需注意日常膳食的质和量，并在膳食搭配上做出合理安排，保持营养平衡和热量平衡，做到粗细粮结合，粮菜混食，荤素搭配，勿偏食、贪食，切忌过量的高脂肪、高蛋白、高热量饮食，以免导致代谢障碍，影响润肤美颜和头发的生长发育。

第九章 心理、情志、音乐美容疗法

第一节 心理美容疗法

一、皮肤与心理健康

（一）皮肤与心理健康密切相关

皮肤是人体面积最大的感觉组织和最引人注目的审美部位。它覆盖于体表，对人体有重要的保护作用能阻挡异物和病原体侵入，并能防止体内组织液的丢失。皮肤含有丰富的感觉神经末梢，能感受外界的各种刺激，有吸收、分泌、调节体温、维持水盐平衡、参与物质代谢和免疫等多种功能。健美的皮肤不仅是维护皮肤的正常生理功能的重要因素，而且也是维护人体正常生理活动的必要条件。皮肤的健康不仅标志着人体的健康与否，还直接影响到人体的美观，影响人的心理健康。

（二）精神及心理因素引起的皮肤病

病例报告和研究显示精神紧张在多种皮肤病中的发病或加剧中有一定的作用，精神心理因素是皮肤病病因中不可忽视的一个方面。过度的精神刺激或长期的精神紧张均可导致或诱发皮肤疾患，如斑秃、神经性皮炎、人工皮炎等，并可不同程度地加重某些皮肤病的症状，如银屑病、湿疹等。

（三）皮肤病患者的心理问题

许多针对皮肤患者进行的心理分析发现，皮肤患者不仅在肉体上受皮肤病的折磨，而且在心理社会方面也深受其害，如头面部皮肤病，可影响到人的外貌美，从而使患者失去自信，产生自卑心理，最终形成精神障碍；发于颈项部以下的皮肤病，虽并不直接影响患者的容貌美，但因人与人之间的接触以肌肤接触为最多，虽多数皮肤病并不传染，但因大多数人对皮肤病的认识不足而不愿与皮肤病患者接触，且避之犹恐不及，因此使皮肤病患者产生严重的自卑心理，日久则发展为孤独、忧郁、焦虑、急躁、紧张、悲观等心理障碍。使患者失去治疗信心，有些患者则拒绝与医师合作，甚至轻生。严重影响患者的正常生活、工作及社会交往，并可使皮肤病的症状日益加重，增加康复难度。

（四）祖国医学对皮肤病与心理健康的认识

祖国医学认为皮肤病虽发于外而多源于内，其病因亦有内外之分。外因不外六淫邪气，而内因则与七情、营卫气血、脏腑病机有关，然内因外因相互关联，不能截然分开，而以内因为主。内因中的情志因素又是不可忽视的致病因素，它或可直接引发皮肤病，或可诱发皮肤病，或可使皮肤病症状加重。如患者情志不遂，肝郁气滞，气郁化火，蕴于肌肤则成斑疹；肝气郁结，不得疏泄，肝木横克脾土，而使脾胃升降功能失常，脾失健运，水湿不化而成痰浊，流注肌肤则发为痰核瘰疬；肝郁化火，湿热互结，溢于肌肤则成疮病肿毒；肝郁气滞，肝失条达，日久则气滞血瘀，血行不畅，溢于脉外，在肌肤则发为紫斑。

二、皮肤病患者的心理调护

随着人们生活质量的不断提高和美容心理的需求，使人们逐步认识到躯体症状与心理因素密切相关，互相影响。世界卫生组织对健康所下的定义是："在身体上，精神上和社会生活上处于完全良好的状态，而不单是没有疾病或衰弱。"由此看来，为提高皮肤病患者的生活质量，在皮肤病患者的诊治过程中，加强对皮肤病患者的心理护理，使他们不但在身体上，而且在精神上和心理上得到康复显得尤为重要，同时心理调护在皮肤病的康复过程中也起着不容忽视的作用。

临床上采用说理治疗、行为治疗和药物治疗精神性皮肤病可取得较好疗效，以下分述几种心理调护的具体方法：

（一）说理治疗

医师应对皮肤病患者做耐心细致的解释工作，使患者对自身的疾病有正确的认识，解除疑虑，克服紧张、自卑、忧郁等不良情绪，增强战胜疾病的信心，并主动与医生配合治疗，以加快皮肤病的康复过程。

（二）行为治疗

鼓励患者进行文娱、体育及气功活动，引导其注意力由自身的皮肤疾患转移到其他活动中，使患者的紧张情绪得以放松、缓和，同时因患者注意力的转移，使自觉症状减轻，有助于皮肤病及精神障碍的康复。另外，适当的体育活动可改善血液循环，使气血旺、形体充，肌肤得以气血濡养，加快皮肤病的康复。

（三）药物治疗

适当选用疏肝理气中药，如柴胡、郁金、香附、陈皮、川楝子、枳壳、厚朴、木香等，以达疏肝解郁、理气行滞、调畅气机之目的，使气机条达，气血得以正常运行，皮肤得以尽快恢复健康，精神障碍得以消除。

第二节 情志美容疗法

一、精神情志与美容

俗话说"人逢喜事精神爽"，可见人的心理状态对容颜的影响之大。心理研究发现，精神压力可导致内分泌紊乱，出现持久的心身功能失调，以致皮肤干燥、松弛、失去光泽，肤色呈病态状。不良情绪会加速皮肤衰老，妨碍皮肤健美。

皮肤的血液循环、分泌、排泄等生理功能，均由自主神经控制和调节，自主神经又受大脑中枢神经的管辖，因而人的精神活动可影响面部皮肤的色泽，并与皮肤病的发生有密切关系。喜悦兴奋、轻松平静可兴奋副交感神经，令人面色红润，容光焕发；烦恼悲痛、惊恐愤怒会兴奋交感神经，使人形容枯槁，面色灰暗，精神紧张；情感冲突会激发某些皮肤病，如荨麻疹、斑秃、酒渣鼻、神经性皮炎等；精神不正常或病态心理会导致人工性皮肤病，而长期使用精神类药物，会诱发痤疮、银屑病等。

二、行之有效的情志美容法

情志美容法具体可分为不良情绪消除法和健康心理培养法两类，简单易做且有效。

（一）不良情绪消除法

不良情绪消除法即是在情绪不佳时，通过各种方法疏导情绪，使不良情绪宣泄、消除，心境恢复。不良情绪消除法包括"心临美境法""哭泣排忧法""诉说法"等。

"心临美境法"，即把自己置身于欢乐的情景中，如想象自己是一个乐观开朗、受人欢迎的年轻人，或想象自己正在美丽的海湾度假等等。

"哭泣排忧法"是通过哭泣排解不良情绪的方法，当心情抑郁、苦闷时，一味忍耐只会增加烦恼，此时不妨放声一哭，让烦恼随泪水流去。

同样，运用"诉说法"将烦恼倾诉出来，也是给自己减压，恢复心境的好方法。

（二）健康心理培养法

健康心理培养法包括工作疗法、休闲疗法及笑疗法等。笑疗法是见效最快且人们最乐意接受的方法。无论在何时何地，只要条件允许就可以，想到你遇到的最可笑的事，纵情大笑 1 ~ 2min，每天坚持 3 ~ 4 次。

第三节　音乐美容疗法

音乐疗法作为一种医疗手段由来已久，早在古希腊时期，亚里士多德就指出，音乐有治疗的功效。音乐通过听觉器官作用于大脑皮质，产生良性刺激，唤起积极健康的情绪，调节促进机体的代谢过程，增加抗病能力，达到促进健康的目的。

一、音乐对人体的基本作用原理

神经生理学研究表明，音乐通过影响神经系统的大脑边缘和脑干网状结构，对人体内脏及躯体功能起主要调节作用。通过对心电、肌电、皮肤电反应的研究，发现音乐能减轻呼吸系统、心血管系统、内分泌系统和免疫系统对紧张的生理反应，增强病人免疫力，从而达到音乐疗法的目的。

二、音乐对人体的正性心理和生理效应

人的情绪与大脑皮质、丘脑下部有密切联系，音乐通过改善和调整人的大脑皮质的功能，影响人的情绪行为，从而引起愉快、舒适的情绪。音乐还可以改善和调整人的边缘系统的功能，而边缘系统对调整人体的各项生理功能有着十分重要的作用。临床实践证明，适宜的音乐可以使人体交感神经活动减少，副交感神经活动增强，从而在应激状态下如手术、分娩等，使病人呼吸平稳，血压、心率稳定，有助于各项操作的顺利进行，并可通过内啡肽等物质的释放，而达到镇静催眠的作用。因此，音乐通过调整人体各项生理功能而达到治疗目的。

三、音乐疗法是一种特殊的心理治疗

音乐疗法是保健与艺术的结合，是通过一个系统的干预过程，利用音乐体验的各种形式作为治疗动力，帮助病人达到促进健康的一种辅助治疗手段。在治疗过程中需要病人发挥其主观能动性，配合其他指导、鼓励、安慰等支持治疗，并提供安静、舒适的场所，使音乐通过听觉器官和神经传入，与机体的某些组织结构发生共鸣，并被人体吸收，从而激

发人的能量，达到有效的治疗目的。

四、常用音乐疗法

选择可缓解病人焦虑紧张情绪的轻音乐或古典音乐，尽可能选 C 调音乐，据报道 C 调音乐被认为最适宜于陶冶情操和性格。可选择舒适安静场所，倾听乐曲，每次 30 ~ 60min，以调节病人心态，达到音乐疗法目的。

第十章 医学护肤品的活性成分及使用

第一节 清洁类

人体皮肤暴露在外界环境中，随时遭受各种外界物质的污染，同时，也是内环境代谢物排出通道。这些外源污染、内源性代谢产物过度堆积可影响皮肤的健康和美观，因此，清洁类化妆品针对人们的清洁诉求，在日常生活中是应用最广泛的一类化妆品。

一、皮肤污垢

皮肤污垢是指附着在皮肤表面的垢着物，能影响毛孔通畅，妨碍皮肤和黏膜正常生理功能的发挥。它分为三类：生理性污垢是由人体产生、分泌或排泄的代谢产物，包括老化脱落的细胞、皮脂、汗液、黏膜和腔道的排泄物；病理性污垢是皮肤病患者的鳞屑、脓液、痂等，高热增加的汗液，腹泻、呕吐等排泄物；外源性污垢则包括微生物、环境污物、各类化妆品和外用药物的残留。

二、清洁皮肤的目的

及时清除皮肤表面的污垢，保持汗腺、皮脂腺分泌物排出畅通，有利于防止细菌感染，因此，保持皮肤清洁是皮肤美容护理的基础，同时能调节皮肤的 pH 值，使其恢复正常的酸碱度，保护皮肤，为下一步皮肤护理做准备。

三、皮肤清洁剂

清洁剂通过润湿、渗透、乳化、分散等多种作用使污垢脱离皮肤进入水中，经充分的乳化增溶后，稳定分散于水中，再经水漂洗而去除。优质清洁剂应具备以下特点：①外观悦目，无不良气味，结构细致，稳定性好，使用方便。使用时能软化皮肤，涂布均匀，无拖滞感；②能迅速除去皮肤表面的各种污垢；③洗浴后能保持或接近正常皮肤 pH 值，对皮肤屏障损伤少，对局部菌群影响小；④用后皮肤不干燥，保持皮肤光泽润滑。

（一）皮肤清洁剂种类

按其化学性质主要分为皂类清洁剂和合成清洁剂。

1. 皂类清洁剂

皂类清洁剂通过形成皂盐乳化皮肤表面污物而发挥清洁作用。由于皂盐成分为碱性，去污力强，皮脂膜容易被清除，使皮肤 pH 值升高、耐受性降低，对皮肤有一定的刺激。

2. 合成清洁剂

合成清洁剂由阴离子、阳离子、两性离子、非离子及硅酮类型的表面活性剂以及保湿剂、黏合剂、防腐剂等人工合成的清洁剂。通过表面活性剂的乳化和包裹等清洁皮肤，同时，配方中添加的保湿剂及润肤剂具有保湿、润肤、降低皮肤敏感性等作用，减轻由表面活性剂导致的皮肤屏障破坏。与皂类清洁剂相比，合成型清洁剂性质温和，刺激性明显减小。

（二）洁面清洁产品

（1）洗面奶，包括洁面膏、洁面乳、洁面露、洁面啫喱等。

（2）卸妆产品，卸妆水和卸妆乳用于卸去淡妆，卸妆油用于油彩浓妆。卸妆后还需用洗面奶将卸妆油清除。

（3）磨砂膏或去角质膏，是含有均匀细微颗粒的洁肤产品，通过在皮肤上的物理摩擦作用去除老化的角质细胞碎屑。去角质膏或啫喱是利用产品涂搽过程中析出黏性胶裹挟老化角质剥脱，促使细胞更新换代，皮肤显得光亮柔嫩。但过频使用会导致皮肤敏感、真皮血管扩张等。建议油性或老化皮肤 2 ~ 4 周使用 1 次，2 种类型产品不要同时使用。

四、面部皮肤清洁方法

每天早晚应至少清洗 1 次。水温随季节而变化。过冷的水会使毛孔收缩，不利于彻底去掉污垢，过热的水会过度去脂，破坏皮脂膜。尽可能用清水洁面。根据自身条件、工作和生活环境需要、如使用过防晒剂或粉质、油脂类化妆品等，适当使用卸妆产品，然后再用洗面奶清洁。

第二节 舒敏、抗炎类

一、概述

敏感性皮肤及过敏性皮炎是日常生活中也是临床上常见的问题皮肤，其发生是一种累及皮肤免疫及炎症反应的过程。舒敏类医学护肤品是一类含有抗炎、抗刺激、抗氧化作用成分，如芦荟、马齿苋、洋甘菊、甘草提取物、α-红没药醇等，具有良好的辅助抗炎和抗过敏成分的一类医学护肤品的总称。

二、分类及活性成分

按照其功能不同，可分为舒敏类清洁护肤品、舒敏类面膜、舒敏类润肤水、舒敏类保湿乳及保湿霜。按活性成分来源不同，可分为3类，即天然活泉水、天然植物提取物、生物合成制剂。

（一）天然活泉水

天然活泉水内含有的二氧化硅及碳酸氢盐、Ca^{2+}/Mg^{2+} 值均衡、硫化硒以及多种微量元素，能在皮肤上形成一层舒缓、透气的保护膜，减少外界环境对皮肤的刺激，可增强肌肤耐受性、降低敏感度。

（二）天然植物提取物

1. 马齿苋

马齿苋含大量去甲基肾上腺素和多量的钾盐、二羟基苯乙胺、二羟基苯丙氨酸及维生素 A、维生素 B_2、维生素 C 和维生素 P 等，尚含生物碱和蒽醌苷，能抑制前列腺素及白三烯等炎症因子释放，具有良好的抗炎功效，此外，含有丰富的维生素 A 样物质，促进上皮细胞的修复功能。

2. 芦荟

芦荟中缓激肽酶与血管紧张素结合起到抗炎功效。芦荟多糖具有较好的保湿作用，同时，芦荟中的天然蒽醌苷或蒽的衍生物，能吸收紫外线，保护皮肤，避免紫外线灼伤等。

3. 洋甘菊

洋甘菊富含黄酮类活性成分，具有抗氧化、抗血管增生、消炎、抗变应性和抗病毒的功效，对敏感性皮肤有较好的舒缓效应。

4. 甘草提取物

甘草提取物中的甘草素具有较好的抗炎功效；黄酮类化合物能够强烈吸收紫外光和可见光，释放出无害低能射线。用其制成的防晒剂，不需在配方中添加抗氧化剂，降低其他化学成分对皮肤的刺激性。

5. α－红没药醇

α－红没药醇具有明显的抗炎特性，还具有与罂粟碱相似的解痉挛活性，可降低敏感性皮肤及过敏性皮肤病的不适感。

6. 原花青素

原花青素是植物中广泛存在的一大类多酚化合物的总称，具有极强的抗氧化、消除自由基的作用，可有效消除超氧阴离子自由基和羟基自由基，也参与磷酸、花生四烯酸的代谢和蛋白质磷酸化，保护脂质不发生过氧化损伤具有抗炎、舒敏的作用。

（三）生物合成制剂

透明质酸、胶原蛋白等是人体皮肤细胞间质中主要成分，外源性的透明质酸及胶原蛋白可通过生物合成的方式获得，具有吸收及保持水分，增加皮肤水合作用，修复皮肤屏障起到舒敏作用。

三、临床应用

舒敏类医学护肤品主要用于面部皮炎，如：敏感性皮肤、化妆品皮炎、日光性皮炎、激素依赖性皮炎、玫瑰痤疮等皮肤病及皮肤问题的日常护理。应依据不同皮肤类型选择合适的舒敏类医学护肤品。

1. 清洁剂

面部皮炎对外环境的耐受性降低，应尽量选用无泡无皂基配方的清洁剂。

2. 舒敏保湿面膜

面部急性皮炎患者，在清洁后可外敷具有舒敏、保湿功效的面膜，可降低局部皮温、补充水分，修复表皮屏障功能，从而达到有效缓解敏感刺激症状。

3. 舒敏保湿面乳（霜）

依据皮肤类型不同，干性敏感性皮肤可选择具有舒缓、抗过敏活性原料的保湿霜，剂型以乳剂、霜剂为佳。油性敏感性皮肤可选择具有舒缓、抗过敏活性原料的保湿乳或凝胶剂。

4. 防晒剂

防晒剂可分为防晒乳液及防晒霜，由于皮肤屏障受累，往往对紫外线不耐受，外出时需使用中或高倍数的防晒产品，并且选用具有舒敏功效的防晒剂。

第三节 保湿、修复皮肤屏障类

一、概述

保湿、修复皮肤屏障类医学护肤品是指能够增加表皮含水量，减低经皮失水值（TEWL），帮助皮肤屏障功能恢复，减轻皮肤干燥、脱屑的一类护肤品。其功能不单纯是改善皮肤干燥，对于许多慢性皮肤病如特应性皮炎、银屑病等也有辅助治疗的作用；保湿护肤品还可以与糖皮质激素或光疗联合使用，减少这些治疗引起的不良反应，重建受损的皮肤屏障功能。

二、分类及活性成分

保湿类医学护肤品按剂型可分为：保湿洗面奶、保湿化妆水、保湿精华、保湿凝露、保湿凝胶、保湿啫喱、保湿乳液、保湿乳霜及保湿面膜。

根据医学护肤品活性成分的保湿作用机制不同，可分为如下几类：

（一）吸湿剂

医学护肤品中的吸湿剂能从外界环境和皮肤深层吸收水分，并将水分保存于角质层中，在角质层中形成水梯度样分布。常用的活性成分包括尿素、尿囊素、甘油、蜂蜜、山梨醇、丙二醇等。

（二）封闭剂

能在皮肤表面形成疏水性的惰性油膜，阻止或延缓水分通过皮肤流失，减低 TEWL，并促进皮肤深层扩散而来的水分与角质层进一步水合。可以分为生物脂质和非生物脂质两大类：①生物脂质又称为表皮脂质类似物，是指表皮角质层脂质的组分，其保湿作用一方面通过外源封包作用，另一方面可以穿过角质层进入颗粒层细胞的高尔基复合体中，与内源的脂质成分一起参与板层小体合成脂质，补充皮肤屏障中的细胞间脂质成分及含量。②非生物脂质是最常用的封包剂，它们不能穿透角质层，仅填充在角质细胞间。形成一个疏水的非双层脂质结构替代原来的脂质双分子层，减少 TEWL。常用的活性成分包括凡士林、矿物油、羊毛脂、神经酰胺、亚油酸、硅树脂衍生物、白液状石蜡及三酰甘油等。

（三）润肤剂

能填充在皮肤角质细胞间隙内，可使皮肤表面纹理更加光滑，但对 TEWL 的改善不明显。进一步可分为保护性润肤剂（如二丙基二油酸）、干性润肤剂（如异丙基棕榈酸盐）、去脂性润肤（如蓖麻油、霍霍巴油）和收敛性润肤剂（如聚二甲基硅氧烷）。

（四）与水结合的生物大分子物质

是指能与游离水结合形成三维网状结构，使游离水变为结合水而不易蒸发散失，并增强皮肤的弹性和支撑度。常见的活性成分包括透明质酸、胶原蛋白、弹性蛋白、甲壳质以及一些天然生物大分子物质。

（五）植物活性成分

植物活性成分如青刺果油通过刺激角质形成细胞分泌神经酰胺并提高酸性神经酰胺酶表达，起到主动修复皮肤屏障的功效。

三、临床应用

保湿类医学护肤品作为外用产品效力持续时间比较短，效果会随着角质细胞正常的脱落而消失。因此保湿护肤品的保湿效果是建立在每天重复使用的基础上。每天 2 次，连续使用 1 周保湿护肤品，即使停止使用 7d 后仍有效果。因此长期坚持使用保湿护肤品对于恢复皮肤屏障功能，缓解皮肤干燥、脱屑和瘙痒等症状有效。

保湿类医学护肤品中，化妆水、精华液、凝露、凝胶、啫喱及面膜更注重补充水分，保湿乳液及乳霜同时注重补充皮肤脂质及水分。对于油性及伴有脂溢性皮炎的皮肤，应尽量避免使用含有封闭作用的油性原料。对干性皮肤及炎症修复期干燥脱屑的皮肤（如湿疹、银屑病），可以选择含有较高油性原料的产品。

保湿类医学护肤品在皮肤科应用广泛，主要推荐应用于如下皮肤病：特应性皮炎、银屑病、鱼鳞病、红皮病、黄褐斑、光线性皮肤病。

第四节 清痘类

一、概述

痤疮的发生与皮脂分泌过多、毛囊皮脂腺开口处过度角化有关。控油清痘类护肤品在痤疮的预防和辅助治疗上有着不可忽视的作用。

二、活性成分

（一）表面活性剂

控油和抗痤疮的化妆品中添加表面活性剂，能去除皮肤表面多余的油脂，但长期使用可能造成皮肤屏障功能的损坏。

（二）皮脂抑制剂

硫黄具有杀灭螨虫、细菌、真菌的作用，并能去除皮肤表面多余的油脂，溶解角栓，同时具有抗炎作用。锌元素可通过杀菌作用从而减少皮脂被分解为脂肪酸，并有延缓表皮细胞角化的作用。B 族维生素是维持人体正常功能与代谢活动的水溶性维生素。其中有些与皮脂分泌和痤疮的关系密切，见表 11-4-1。

表11-4-1 与皮脂关系密切的B族维生素

种类	别名或转化物	作用
维生素 B_6	吡哆素	抗粉刺、减少油脂分泌
维生素 H	生物素	改善皮肤新陈代谢，预防脂溢性皮炎和痤疮
维生素 B_3	维生素 PP、烟酸、烟酰胺	增强角质剥脱而不降低皮肤 pH；降低光敏性

大豆异黄酮具有调节血脂、降血压、抗氧化、抑制金黄色葡萄球菌等作用。此外，还是一类天然的选择性雌激素受体调节剂，可用于青春期后女性痤疮的治疗。丹参酮为丹参提取物，可通过直接抑制皮脂腺细胞的增殖、脂质合成或间接下调皮脂腺细胞雄激素受体 mRNA 的表达而具有抗皮脂腺活性的作用。绣线菊提取物可抑制 5α - 还原酶（雄激素酶）的活性，抑制皮脂腺的分泌活动，还含有抑菌成分，能够抑制与痤疮相关的细菌。

（三）角质溶解成分

维 A 酸属强效的角质溶解剂，由于其刺激性和动物实验致畸作用，各国都禁用于化妆品。在化妆品中使用的是维 A 酸的前体——视黄醛和视黄醇。两者可直接结合相应受体发挥作用，也可以转化为维 A 酸而发挥生物活性，且耐受性较维 A 酸好。

α–羟基酸又称为果酸，可松解堆积在皮脂腺开口处的角质形成细胞，纠正毛囊上皮角化异常，使皮脂腺分泌物排泄通畅，抑制粉刺形成。水杨酸是 β–羟基酸的一种，通过抑制花生四烯酸途径发挥抗炎作用，更适合敏感皮肤使用，多与 α–羟基酸或其他添加剂复配。它具有溶解粉刺、角质剥脱和抗炎作用，常作清洁剂和收敛剂使用。

尿素又称碳酰胺，是角质层中的天然保湿因子的主要成分。高浓度时有角质溶解及抗菌作用。

白柳皮提取物主要含鞣酸和类黄酮，具有消炎、退热和促使角质层脱落的活性。所含有的水杨苷是水杨酸的前身。木瓜蛋白酶是一类巯基蛋白酶，与羟酸、水杨酸等相互作用，通过对角蛋白的水解作用，促进皮肤新陈代谢，具有溶解粉刺、嫩肤、改善色斑的作用。

（四）抗菌、抗炎成分

胶原蛋白在抗炎、抗感染及加速创伤恢复等方面有较好的作用，还可提供微弱酸环境，抑制痤疮丙酸杆菌，溶解角质层，减轻皮脂腺的分泌。

迄今为止已有多种动、植物提取物被证实具有抗菌、抗炎等作用，现列举几种常见的提取物，具体见表 11-4-2。

表11-4-2　与痤疮有关的常见动、植物提取物

名称	作用
重楼	乙醇提取物在体外具有明确的抑制痤疮丙酸杆菌、表皮葡萄球菌和金黄色葡萄球菌的作用
马齿苋	其提取物有消炎、抗菌的作用，增强肌肤耐受性，降低敏感度
青蒿挥发油	对痤疮丙酸杆菌、金黄色葡萄球菌、马拉色菌均有不同程度的抑制作用
丁香精油	广谱抗菌，对黑曲霉抗菌最强，对铜绿假单胞菌抗菌最弱
迷迭香精油	对铜绿假单胞菌和黑曲霉的抗菌活性较弱，对其他菌抗菌活性良好
金缕梅提取物	可有效抑制前列腺素 –2、白介素 –1 的活性，抗炎和修复皮肤屏障
茶树油	在不影响抗炎因子分泌的同时可减少炎症细胞增殖，安全性较高
飞燕草素	很强的抗氧化和抗炎作用，抑制皮脂分泌过多引起的细菌感染
辣椒碱	促进局部微循环、拮抗组胺或 P 物质引起的炎症反应，抗细菌真菌

续表

名称	作用
蜂胶	含大量的黄酮类和萜烯类物质,具有抗菌作用
滇重楼	其乙醇提取物对痤疮的主要致病相关菌(痤疮丙酸杆菌、表皮葡萄球菌和金黄色葡萄球菌)具有抑制作用

(五)其他成分

用于吸附油脂的粉质原料一般来源于天然矿物粉末,由于颗粒的微观内部具有无数细小的孔隙,附着在皮肤上后能吸收大量的油脂,有利于通透被皮脂堵塞的毛孔。

一、分类与使用

(一)清洁类产品

痤疮患者应注意尽量避免使用磨砂膏,否则易搓破皮疹,导致色素沉着或瘢痕。无丘疹脓疱的油性皮肤,角质容易堆积,可以定期使用磨砂膏,但一定要选择颗粒细腻、质感温和的产品,且不宜频繁使用。清洁方法见清洁类护肤品的使用。

(二)保湿类产品

避免使用含有过多油脂成分的霜剂,宜选择有很好保湿效果的溶液或微粒化的稀乳液。

(三)防晒产品

痤疮患者应该避免强烈的日晒,对于皮肤出油较多的患者可以选用水质或凝胶样的防晒产品。首选化学防晒剂。物理防晒剂如二氧化钛、氧化锌等可能会引起毛孔堵塞加重粉刺或痤疮形成,不建议选用。

(四)面膜

首选膏状或海泥面膜,能吸收皮肤表面和毛囊皮脂腺导管中的油脂成分。

(五)彩妆

不建议痤疮患者过多使用彩妆。若在某些必要场合必须使用彩妆,宜选择水包油的乳剂以避免过于油腻,粉底类产品最好含有吸油物质如白陶土、滑石粉或微粒化的多孔粉末。但请注意,痤疮患者皮损炎症期、多发期不宜使用彩妆,如需使用,则必须使用卸妆油彻底卸妆。

第五节 祛斑类

一、概述

祛斑类医学护肤品是指添加熊果苷、甘草黄酮、氨甲环酸、维生素 C、绿茶、滇山茶提取物等活性美白成分，通过抑制酪氨酸酶等机制，抑制黑素转运，促进黑素排除，达到美白、祛斑、减少色素沉着的作用的一类护肤品。

二、分类及活性成分

祛斑类医学护肤品按作用机制可分为：酪氨酸酶抑制剂、抗炎剂、抗氧化剂、黑素细胞毒性剂、化学剥脱剂五类。按照剂型及用法分为美白洁面乳、美白祛斑水、美白祛斑精华、美白保湿乳液、祛斑霜及防晒霜等。

（一）按作用机制分类

1. 酪氨酸酶抑制剂

酪氨酸酶抑制剂可通过抑制酪氨酸酶的活性抑制黑素合成，从而起到淡化色斑的功效。常用的有氢醌、熊果苷、壬二酸、曲酸、氨甲环酸等。山茶花提取物槲皮素等可清除角质形成层细胞内活性氧 ROS 和增强抗氧化酶活性从而达到抗氧化功效。

2. 黑素转运抑制剂

黑素转运抑制剂氨甲环酸可作用于内皮素 –1，抑制黑素由黑素细胞向角质形成层细胞转运。

3. 抗炎剂

抗炎剂能抑制炎症介质的释放，从而抑制黑素细胞的活性，减少黑素合成。常用的有维 A 酸类、糖皮质激素类及甘草素等。

4. 抗氧化剂

抗氧化剂可减弱紫外线等刺激引发的黑素细胞氧化应激反应，从而抑制黑素合成。常用的有左旋维 C、维生素 E、阿魏酸、桑树提取油、葡萄籽提取物、香桃木叶提取物等。

5.黑素细胞毒性剂

黑素细胞毒性剂具有细胞毒性作用，从而杀伤黑素细胞，达到抑制黑素合成的作用。常用的有寡肽、四异棕榈酸酯、脂溶性甘草提取物。

6.化学剥脱剂

化学剥脱剂可剥脱表皮角质形成细胞，促进黑素排出。常用化学剥脱剂有羟基酸、水杨酸、三氯醋酸、氨基果酸等。

三、祛斑类护肤品的选择与应用

祛斑类护肤品多用于黄褐斑、炎症后色素沉着、肤色暗沉等皮肤病及皮肤问题，同时，因上述皮肤病及皮肤问题多伴有皮肤干燥，因此，应在保湿、防晒的基础之上，合理选用祛斑类护肤品辅助治疗色素增加性皮肤病。

（一）清洁

可选用祛斑类护肤品中的洁面膏、洁面乳、洁面露、洁面啫喱等清洁剂，一般可依据皮肤耐受情况每周或每半个月使用一次磨砂膏或去角质膏，以去除角质，提亮肤色。

（二）保湿、恢复皮肤屏障

选用具有保湿、恢复皮肤屏障功能的保湿水、保湿乳或保湿霜剂外擦，抑制色素合成及转运。

（三）防晒

由于紫外线可诱发和加重色素沉着，因此，应选用SPF30倍，PA+++的防晒剂，避免皮肤进一步晒黑。

（四）美白

一般美白类护肤品常加入美白精华中，美白精华多用于面部清洁后，但要注意，某些含有维生素C或维A酸类的精华液多有一定的刺激性，因此，在外用这些类型的精华液后应注意保湿。同时，因在晚上10点左右皮肤新陈代谢活跃，因此，精华液多在晚上使用。

第六节 抗老化类

一、概述

皮肤老化早期出现的细小皱纹可通过外用祛斑类及保湿类护肤品消除，但到后期所出现的重力型皱纹以及运动型皱纹则很难通过护肤品消除。因此，抗老化类护肤品最主要用于去除皮肤老化所产生的细小皱纹和皮肤松弛，减缓皮肤老化进程，且该类护肤品单纯使用几次是没有显著效果，需要长期使用才能达到预防皮肤老化的目的。

二、抗老化类产品活性成分和分类

按其作用机制，主要可以分为如下几类；

（一）抗氧化成分（antioxidants）

1. 辅酶素 Q10

辅酶素 Q10 又称泛醌（ubiquinone），是广泛存在于动植物细胞内线粒体内膜上的一种成分，可以刺激线粒体产生能量，具有活化细胞、抗氧化功能，可以降低皮肤细胞组织受到自由基的损伤，维持细胞膜的完整和稳定，从而延缓皮肤老化。Q10 与维生素 C、E 合并使用，会产生更强的抗氧化作用。

2. 维生素类

（1）维生素 C（vitamin C）：含高浓度维生素 C 的霜剂外用可以对皮肤有显著改善，包括细小皱纹，触感粗糙等，但其最大挑战是如何保持产品稳定性和足够的渗透性。

（2）维生素 E（vitamin E）：研究显示面部局部外用 5% 浓度的维生素 E，可以改善眶周皱纹并减少 UV 后炎症损伤。

3. 植物性抗氧化剂

自然界有丰富的植物具有良好的抗氧化性，是天然的抗氧化剂。如芦丁、千日菊、咖啡黄葵、植物激动素、绿茶酚、水飞蓟素、黄芩苷、三七醇提取物等。研究发现三七醇提取物对体外氧化损伤模型具有很强的抗氧化作用。此外，还有不少生物工程类和新科技的成分在抗氧化上发挥作用，如超氧化物歧化酶 SOD、谷胱甘肽过氧化物酶 GTP、金属硫蛋白 MT，可以调节体内氧化代谢和起到延缓衰老、抗皱等生物学作用。

（二）细胞生长调节成分

1. 生长因子（growth factors, GF）

1999 年美国皮肤医学会上首次报道生长因子对皮肤的抗老化作用，引起了皮肤学界的广泛关注。局部外用生长因子，可促进角质细胞的增长，促进真皮成纤维细胞和其他细胞增殖能力，在皮肤的修复和结构重建上发挥了重要的作用，减缓衰老进程，长期使用还可以增加胶原蛋白和表皮厚度。应用较多的有表皮生长因子 EGF 和成纤维细胞生长因子 FGF。

2. 果酸（alpha hydroxy acid，AHA）

果酸主要效应为通过减少颗粒层以上的角质形成细胞间的黏附力，促进角质层外部的表皮脱落。局部外用 AHA 还可以改善黏多糖、胶原蛋白和弹性纤维的合成，使表皮厚度增加。低浓度果酸（<10%）可以促进老废角质的脱落；加速角质和部分上层细胞的更新速度，常用于医学护肤品，更高浓度的果酸则用于化学换肤。

3. 维生素 A 衍生物

维生素 A 衍生物又称类视黄醇（retinoid），有去除皮肤角质、刺激新的胶原蛋白生成的功效，对抗光老化产生的皱纹、色斑、肤色加深。维生素 A 衍生物如 A 醇、A 酸、A 醛、A 酯在化妆品中广泛应用，浓度一般在 0.1% 以内。

4. 多肽（polypeptide）

短链氨基酸序列，如多肽，是蛋白质的组成部分。小分子的氨基酸肽可以穿透表皮角质层到达基底层，作用于细胞，影响组织更新代谢，促进表皮细胞再生，促进真皮层胶原蛋白和弹性蛋白的合成。

5. 动植物提取物

（1）紫松果菊提取物：具有紧致和增强肌肤自我修复的功能，可淡化细纹、紧致肌肤。如红景天、千日菊、黄芪、羊胎素等。

（2）灯盏细辛：可有效改善血管舒缩功能，抗炎、清除自由基和抗氧化功能，其抗氧化作用明显优于维生素 E，从而起到较好的抗衰老作用。

（三）提高皮肤保湿和修复屏障功能的活性成分

皮肤的干燥、屏障功能不完整，与老化的进程有密不可分关系。对抗老化，同时需要注意提高皮肤的保湿能力，和修复屏障功能。透明质酸（hyaluronic acid, HA）又称为玻尿酸，是皮肤细胞外基质的重要组成部分，帮助维持组织的弹性和水分。透明质酸的生理性功效与其相对分子质量密切相关，一般外用于皮肤的透明质酸多选择相对分子质量小的，从而利于其透皮吸收。其他还有神经酰胺、PCA 钠、乳酸钠等保湿成分。

（四）防晒抗紫外线辐射类成分

老化的重要原因是紫外线的损伤，要注重对于防晒的应用，预防老化的加剧。其成分按物理类防晒和化学类防晒而有所区别，分为紫外线屏蔽剂（如氧化锌、二氧化钛、白陶土等）和吸收剂（如对氨基苯甲酸、水杨酸酯类等）。

三、抗老化类产品分类与使用

应首选经过国家食品药品监督管理局批准上市的抗老化类医学护肤品，以保证其有效性和安全性。在保持皮肤的屏障完整性的同时，可以增加去角质的护肤步骤，以达到提亮肤色的作用。抗老化护肤品中的精华、眼霜等抗老化活性成分浓度较高，敏感皮肤在使用时应注意先少量使用，预防过敏。如果在使用抗老化产品的过程中出现了皮肤不适或者发红、脱皮等反应，需要停用并及时就医，以免造成更大的不适。抗老化类医学护肤品需长期使用才能达到其功效，但对于一些动态皱纹、重力性皱纹等是无法通过抗老化医学护肤品缓解，需要选择其他抗老化方式，如注射美容、激光治疗等。

第七节 防晒类

一、概述

现代防晒化妆品的发展和大气环境中紫外辐射的增加及人们对紫外辐射有害影响的深入认识密切相关，随着紫外辐射引起的多种光生物学效应被人类逐渐认识，为满足人们对防晒用品的迫切需求，防晒化妆品市场迅速发展，各种各样的剂型和品种应运而生。就产品的防晒效果来看，防晒化妆品的性能也逐渐提高。防晒化妆品的剂型变得多种多样，如防晒油、防晒凝胶、防晒棒、防晒粉底、防晒口红唇膏等。

二、防晒类医学护肤品的功效成分

防晒机制基于产品配方中所含的防晒功效成分，即防晒剂，作为防晒制品的核心原料，从作用机制上来看，可大致分为紫外线吸收剂、紫外线屏蔽剂和各种抗氧化或抗自由基的活性物质，现分别简述如下。

（一）化学性紫外线吸收剂

又称有机防晒剂。这类物质可选择性吸收紫外线紫外辐射的光子，转化成其分子的振动能或热能，从而起到防晒作用。到目前为止，国际上已经研究开发的有机防晒剂有60多种，但出于安全性考虑，各国对紫外线吸收剂的使用有严格限制。如美国FDA 1993年批准使用的防晒剂有16种，欧盟2015年版化妆品规程中允许使用的防晒剂清单有27种，中国2015年版化妆品卫生规范中等同采用了欧盟规定使用的防晒剂清单，即27种防晒剂（详见2015版化妆品安全技术规范）。UVB吸收剂，如：对氨基苯甲酸（PABA）及其酯类以及同系物、水杨酸酯类、甲氧基肉桂酸酯类、樟脑系列等；UVA吸收剂，如：邻氨基苯甲酸酯类、甲烷衍生物等；UVA及IVB吸收剂，如：二苯酮及其衍生物等。具有关统计使用频率最高的防晒剂有：甲氧基肉桂酸辛酯、二苯甲酮-4、羟苯甲酮、二甲基氨基苯甲酸辛酯、水杨酸辛酯。

（二）物理性紫外线屏蔽剂

也称无机防晒剂，这类物质不吸收紫外线，但能反射、散射紫外线，用于皮肤上可起到物理屏蔽作用。如二氧化钛、氧化锌、白陶土、滑石粉、氧化铁等。其中二氧化钛和氧化锌已经被美国FDA及中国列为批准使用的防晒剂清单之中。

（三）抵御紫外辐射的生物活性物质

除了上述紫外线吸收剂或屏蔽剂以外，还有多种抵御紫外辐射的生物活性物质，包括维生素一族及其衍生物如维生素C、维生素E、烟酰胺、β-胡萝卜素等；抗氧化酶一族如超氧化物歧化酶（SOD）、辅酶Q、谷胱甘肽、金属硫蛋白（MT）等；植物提取物一族如芦荟、燕麦、葡萄籽萃取物等。这些物质可通过清除或减少氧活性基团中间产物从而阻断或减缓组织损伤或促进晒后修复，这是一种间接防晒作用。从防晒的终末生物学效应看来，上述各种抵御紫外辐射的活性物质应属于生物性防晒剂。

三、防晒类医学护肤品的应用

任何皮肤都需要防晒，应依据不同皮肤类型选择合适的防晒剂。

（一）干性皮肤

春、夏季及高原地区选用SPF>30、PA+++的防晒剂；秋冬季及平原地区可选用SPF>15、PA++的防晒剂，一般选用的剂型为乳剂或霜剂。

（二）油性皮肤

由于物理性防晒剂较厚重，易堵塞毛孔，因此，油性皮肤人群皮肤不敏感时，可选用化学防晒剂，当伴有皮肤敏感时，则选用物理化学防晒剂。春、夏季及高原地区选用SPF>30、PA+++的防晒剂；秋冬季及平原地区可选用SPF>15、PA++的防晒剂，一般选用的剂型为喷雾剂或乳剂。

（三）敏感性皮肤

敏感性皮肤需要加强防晒，夏季、高原地区的敏感性皮肤应选用SPF>30、PA+++的防晒剂；春、秋、冬季及平原地区敏感性皮肤应选用SPF>20、PA++的防晒剂。干性敏感性皮肤可选用物理或物理化学性防晒乳或防晒霜；油性敏感性皮肤由于皮肤较油腻，物理防晒剂易堵塞毛孔，因此，应选用物理化学防晒乳或防晒喷雾。但要注意，急性期时，炎症反应较重，可暂时不使用防晒剂。